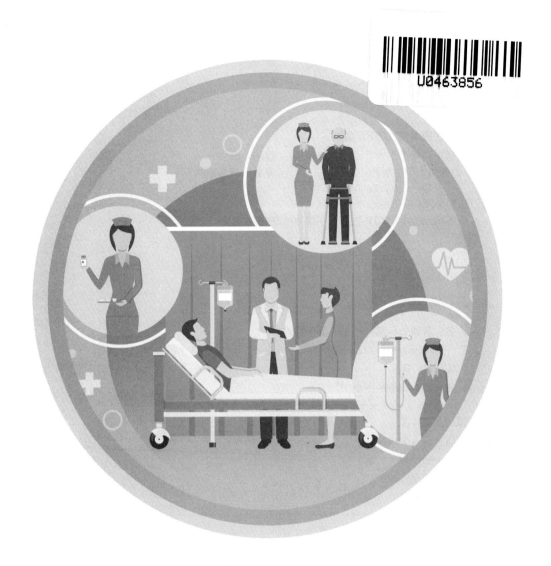

主　编◎廖　曦

副主编◎程静霞　周佳星　高世林　贺　婷

普通外科
常见手术并发症护理要点

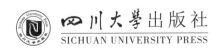

四川大学出版社

SICHUAN UNIVERSITY PRESS

图书在版编目（CIP）数据

普通外科常见手术并发症护理要点 / 廖曦主编.
成都：四川大学出版社，2025. 5. --（专业护理系列丛
书）. -- ISBN 978-7-5690-7819-0

Ⅰ. R473.6

中国国家版本馆 CIP 数据核字第 20259FD207 号

书　　　名：普通外科常见手术并发症护理要点
　　　　　　Putong Waike Changjian Shoushu Bingfazheng Huli Yaodian
主　　　编：廖　曦
丛　书　名：专业护理系列丛书

选题策划：许　奕
责任编辑：许　奕
责任校对：张　澄
装帧设计：裴菊红
责任印制：李金兰

出版发行：四川大学出版社有限责任公司
　　　　　　地址：成都市一环路南一段 24 号（610065）
　　　　　　电话：（028）85408311（发行部）、85400276（总编室）
　　　　　　电子邮箱：scupress@vip.163.com
　　　　　　网址：https://press.scu.edu.cn
印前制作：四川胜翔数码印务设计有限公司
印刷装订：成都市川侨印务有限公司

成品尺寸：185 mm×260 mm
印　　张：11.25
字　　数：272 千字

版　　次：2025 年 5 月 第 1 版
印　　次：2025 年 5 月 第 1 次印刷
定　　价：50.00 元

本社图书如有印装质量问题，请联系发行部调换

扫码获取数字资源

四川大学出版社
微信公众号

序

　　外科手术经过几百年的发展，已成为人类战胜疾病的重要手段，为众多患者及其家庭带来健康的希望。随着医学技术的持续发展，患者对健康的追求、对手术效果的期望逐渐提高，这对围术期的管理提出了更高的要求。然而，外科手术作为一项侵入性的医疗操作，其并发症几乎难以避免，并且其并发症直接影响患者手术效果及预后。因此，手术并发症的处理一直是外科围术期管理的重点工作之一。

　　普通外科疾病种类繁多，普通外科手术往往面临着复杂多变的情况。外科护士作为与患者接触最多、离患者最近的人群，有责任与义务做好手术并发症的观察与处理，以保障患者安全，促进患者康复。因此，外科护士不仅需要掌握疾病基础知识，还需要全面了解不同疾病手术并发症的原因、临床表现、治疗要点以及护理要点。为此，编者总结临床经验，结合最新研究进展撰写此书，以期为读者提供包含理论和实践的全方位的普通外科手术并发症相关知识。

　　本书为外科护士提供了全面的理论知识框架，详细介绍了普通外科手术常见并发症、颈部疾病手术及并发症的护理、乳房疾病手术及并发症的护理、胃十二指肠疾病手术及并发症的护理、肝脏疾病手术及并发症的护理、胆道疾病手术及并发症的护理、胰腺疾病手术及并发症的护理、脾脏疾病手术及并发症的护理、肛肠疾病手术及并发症的护理、血管疾病手术及并发症的护理，结合具体疾病与手术特点，有针对性地提供了并发症预警及护理措施指导。

　　本书是一本实践经验与研究前沿进展相结合的专业参考书，助力大家在临床护理工作中更好地预防及处理普通外科手术并发症，提升护理质量，为患者的康复保驾护航。希望本书能成为大家日常工作中的得力助手，为外科护理事业的发展做出贡献。

目录

第一章　普通外科手术常见并发症

第一节　出　血

出血是指在手术后各种原因导致的切口、手术部位或其他组织/器官出血。短时间内大量出血会导致失血性休克，严重影响患者术后康复，甚至导致患者死亡。根据出血发生的时间，出血可分为早期出血和晚期出血。早期出血通常发生在术后 24 小时内，多为手术操作不当或止血不彻底所致。晚期出血发生在术后 24 小时后，可能与感染、凝血功能障碍等因素有关。根据出血发生的部位，出血可分为切口出血、手术部位出血、消化道出血。切口出血发生在手术切口处，常见于缝合不严密或切口感染。手术部位出血发生在手术创面、吻合口或其他手术相关的组织/器官中，如肝脏断面出血。消化道出血可见于胃肠吻合口出血流入消化道，或者应激性溃疡引起的出血。

一、原因

（一）患者因素

患者因素包括凝血功能障碍、血管病变、高血压等，如肝硬化患者可因缺乏维生素 K 导致凝血因子缺乏。

（二）手术操作因素

手术操作因素包括止血不彻底、结扎线脱落、手术器械损伤、术中小动脉断端处于痉挛状态但术后血管舒张造成出血等。

（三）术后管理因素

术后活动过早可导致手术断面出血。术后发生吻合口瘘导致血管腐蚀，可引发术后出血。

二、临床表现

（一）切口出血

切口出血表现为手术切口处渗血、渗液增多，切口周围皮肤肿胀、疼痛。

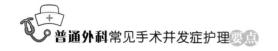

（二）手术部位出血

手术部位出血表现为引流管引流出鲜红色血性液体。具体出血部位不同，患者的临床表现不同，如腹腔出血可表现为腹部胀满、疼痛，可能出现腹膜刺激征；甲状腺术后出血可引起喉头水肿，压迫气管导致窒息等。

（三）消化道出血

患者可有腹痛、呕血、黑便等表现，胃肠减压可引流出血性液体。

（四）全身症状

全身症状包括面色苍白、乏力、头晕、心悸等。大量失血者可有血压下降、脉搏细速、四肢湿冷、尿量减少等失血性休克表现。

三、处理

（一）早期识别和评估

及时发现出血征象，尤其是腹部大手术后，应当注意是否有前哨出血，如腹腔引流管或胃肠道是否偶尔有少量出血。

（二）及时采取止血措施

需针对出血原因进行治疗，如进行加压包扎、缝合止血、纠正凝血功能障碍、控制感染等。

（三）密切监测

密切监测患者的生命体征和血常规等指标，给予必要的支持治疗，如补液、维持血压等。

（四）必要时手术止血

对于止血困难或出血量大的情况，可能需要再次手术止血。

第二节　感　染

手术后由病原体侵入宿主的手术部位或其他组织导致的感染，称为术后感染，包括手术切口感染、手术部位或其他相关组织/器官的感染。局部感染若处理不当可发展至全身感染，甚至引发败血症、全身炎性反应综合征及多器官功能衰竭，危及患者生命。肺部感染、尿路感染等并非由手术直接导致，将在其他章节阐述。

手术切口感染包括浅表切口感染和深部切口感染。浅表切口感染主要涉及皮肤和皮下组织；深部切口感染则涉及肌肉、筋膜等深层组织，愈合缓慢。手术部位感染是指手术部位原发性感染，常见于胃肠手术、胆道手术、胰腺手术等术野易被污染的腹部手术，通常与手术操作直接相关。腹腔感染包括腹膜炎、腹腔脓肿等。腹膜炎是腹膜受到感染后发生的炎症反应，腹腔脓肿则是脓液在腹腔内积聚形成的病灶，可由腹腔器官感染迁移、蔓延导致，也可继发于术后出血、吻合口瘘等其他并发症。

一、原因

（一）患者因素

高龄、肥胖、营养不良、免疫力低下、合并糖尿病、吸烟，以及存在远处身体部位感染，导致患者对病原体的免疫力较弱，伤口及创面愈合缓慢，易引起术后感染。

（二）手术操作因素

皮肤消毒及术前皮肤准备不充分、手术时间过长、手术切口及术野污染、止血不彻底等，可能导致细菌污染或组织损伤，增加感染风险。

（三）病原体感染

外源性感染源包括细菌污染的手术器械、院内环境等。内源性感染来自肠道细菌等患者自身体内的细菌。

（四）术后管理因素

术后引流不畅、伤口处理不及时或不规范、术后出血等并发症未及时控制以及院内交叉感染等，可能导致术后感染。

二、临床表现

（一）手术切口或手术部位感染

手术切口或手术部位红、肿、热、痛，有脓性分泌物或者切口裂开，迁延不愈。严重者可发生坏死性筋膜炎。

（二）腹腔感染

腹腔感染表现为腹痛、腹胀、发热、腹部压痛、反跳痛、肌紧张等腹膜炎体征。

（三）全身症状

全身症状包括发热、寒战、乏力、食欲缺乏等，严重时可导致脓毒血症或感染性休克。

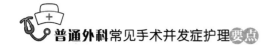

三、处理

（一）早期识别和诊断

评估患者手术切口类型，了解术中情况，密切监测切口情况、生命体征、实验室检查指标的变化。

（二）规范抗感染治疗

根据病原体检测和药敏试验结果，合理使用抗生素。对于未明确病原体的感染，可使用广谱抗生素。

（三）处理感染切口

局部清创、冲洗、引流，对深部切口可进行填塞。对腹腔脓肿患者进行穿刺引流或手术引流。适当使用伤口敷料、负压切口治疗帮助伤口愈合。

（四）支持治疗

给予补液、纠正电解质紊乱、营养支持等，以增强患者的免疫力和促进恢复。

第三节　切口相关并发症

手术切口愈合过程中若因感染或损伤导致愈合不佳，则可能出现切口血肿、血清肿，切口裂开以及切口疝。部分患者还可能发生切口瘢痕。

一、切口血肿、血清肿

（一）原因

切口血肿、血清肿分别由血液、血清在伤口积聚形成，血肿更为常见，通常由切口出血引起。其可能的危险因素包括患者凝血功能障碍、止血不彻底、术后进行抗凝治疗、活动导致的出血等。

（二）临床表现

患者可无症状，或表现为伤口肿胀、疼痛，以及渗血、渗液等。若血肿继发伤口感染，则表现为伤口的红、肿、热、痛。

（三）处理

1. 预防措施：术中彻底止血，消除可能引发出血的危险因素，必要时进行预防性伤口引流。

2. 期待治疗：对较小的血肿和血清肿可行期待治疗，观察病情变化。

3. 切口处理：对于有症状的血肿，应在无菌条件下部分或完全开放切口，未继发切口感染者可立即缝合。血清肿仅需在无菌条件下抽吸积液。

二、切口裂开

外科手术后，切口张力过大、缝线不牢固等多种因素，可能引起手术切口部分或完全裂开（筋膜裂开）。切口裂开的发生率根据手术部位不同而有所差异，可发生于术后早期或晚期，多见于术后 4～14 天。

（一）原因

1. 患者因素：高龄、男性、慢性肺病、腹水、贫血、术后咳嗽、切口感染、恶性肿瘤、肥胖、低白蛋白血症（营养不良）、脓毒症、长期进行糖皮质激素治疗等。

2. 手术因素：手术技术因素、切口因素以及缝线因素。纵向切口比横向切口裂开的风险更大；缝线未固定于筋膜内、缝线断裂、线结松脱或缝针间距过大均可导致切口裂开；缝线太接近切口边缘或张力太大导致筋膜坏死，可使缝线脱出筋膜。

3. 腹内压升高：剧烈呕吐、呃逆、咳嗽、便秘、提举重物等可导致腹内压升高，造成切口裂开。

（二）临床表现

患者切口部分或全层裂开。切口全层裂开还可伴随大量血清、血液渗出，网膜或小肠膨出。切口裂开时常有爆破感。

（三）处理

1. 预防措施：术前尽量消除导致切口裂开的危险因素，术中规范操作，加强术后伤口管理，如给予腹带保护，做好健康指导，避免使腹内压升高的行为。

2. 紧急处理：使用清洁、湿润的敷料覆盖伤口，对未完全裂开的切口使用腹带环绕以避免明显的器官外露，切口完全裂开导致器官外露时，应避免使用腹带。行急诊切口清创缝合。

3. 切口缝合：对切口边缘进行彻底清创。使用永久缝线或延迟吸收缝线进行连续全层缝合或间断垂直褥式缝合是安全有效的方式。

三、切口疝

（一）原因

切口筋膜愈合不佳、裂开可导致术后晚期出现切口疝。高龄、手术风险以及腹内压升高等因素可引起切口裂开，进而引发切口疝。

（二）临床表现

切口疝常见于腹壁伤口，较小时可无明显症状，可见切口局部隆起或有肿物膨出。切口疝嵌顿时可引起疼痛、肠梗阻。

（三）处理

1. 预防措施：消除危险因素，避免腹内压升高。
2. 手术治疗：根据疝环缺损大小选择适宜的修补方法和修补材料。
3. 术后管理：术后腹带加压包扎，避免剧烈活动。

第四节　消化系统并发症

一、急性胃扩张

术后急性胃扩张是指胃及十二指肠因短期内大量内容物潴留而发生的急性极度扩张，常发生在腹部手术尤其是上腹部手术后。

（一）原因

1. 手术因素：外科手术，尤其是腹腔手术、盆腔手术及迷走神经切断术，以及创伤、麻醉，可直接刺激躯体或内脏神经，引起胃自主神经功能失调，造成胃平滑肌弛缓。麻醉时气管插管、术后给氧或胃管鼻饲等操作，亦可使大量气体进入胃内，导致胃扩张。
2. 感染因素：脓毒症、肝炎等可引起胃肠道功能障碍。
3. 疾病因素：负面情绪、剧烈疼痛、营养不良等可引起自主神经功能紊乱，导致胃张力减低或排空延迟。糖尿病神经病变、抗胆碱能药物的应用、水电解质紊乱、中枢神经系统损伤、尿毒症等可影响胃的张力和胃的排空。胃扭转、嵌顿性食管裂孔疝、十二指肠肿瘤及异物等可引起胃潴留和急性胃扩张。

（二）临床表现

1. 早期症状：上腹或脐周持续性胀痛，可有阵发性加重；恶心、呕吐，可有少量排气、排便。
2. 晚期症状：腹部膨隆，有振水音，肠鸣音减弱或消失，大部分患者停止排便。严重者可出现脱水、碱中毒、休克等症状。若胃壁坏死穿孔则出现剧烈腹痛，有明显腹膜刺激征及移动性浊音，甚至出现感染性休克。

（三）处理

1. 胃肠减压：禁饮禁食，持续胃肠减压，直至呕吐、腹胀症状消失，肠鸣音恢复。
2. 洗胃：可用生理盐水洗胃，直至吸出正常胃液。
3. 支持治疗：纠正水电解质紊乱及酸碱平衡失调，静脉补充营养，积极抗休克治疗。
4. 手术治疗：主要适用于已有腹腔内感染、气腹或疑有胃壁坏死者。手术以简单有效为原则，包括胃造口术、胃空肠吻合术、粘连带松懈和内疝复位术等。

二、应激性溃疡

外科手术是一种重要的疾病治疗手段，但其本身也会给患者带来创伤，使患者处于应激状态。应激性溃疡则是患者在术后应激状态下发生的上消化道黏膜的急性炎症、糜烂或溃疡病变，以胃溃疡为主。

（一）原因

1. 药物因素：非甾体类抗炎药（NSAIDs）、阿司匹林、肾上腺皮质激素和某些抗生素会损伤胃的黏膜屏障，导致黏膜通透性增加，引起胃黏膜糜烂、出血。
2. 疾病因素：重度休克、严重全身感染、严重创伤或大手术、过度紧张劳累等导致患者处于应激状态，交感神经及迷走神经兴奋，使胃黏膜血管痉挛收缩，血流量减少，黏膜下动静脉短路开放，促使黏膜缺血缺氧加重，导致胃黏膜上皮损害，引起糜烂和出血。

（二）临床表现

1. 消化性溃疡早期症状不明显，或仅表现为腹痛、恶心、呕吐和上腹部不适等非特异性消化道症状，常被术后疼痛、创伤或原发病症状掩盖，易被忽视。患者常因出现呕血、便血或柏油样便就诊。
2. 应激性溃疡引发大出血可能导致休克，反复出血还可引起贫血。合并穿孔时，有剧烈腹痛、压痛及肌紧张等腹膜炎表现。

（三）处理

1. 一般治疗：禁饮禁食，行胃肠减压，可先给予冷盐水洗胃，去除胃内血液及凝血块，再给予去甲肾上腺素、凝血酶等药物。
2. 药物治疗：应用止血药物止血，使用生长抑素、奥美拉唑等药物抑制胃酸分泌。
3. 内镜止血：对于小动脉出血者，可在胃镜直视下采用高频电凝止血或激光凝固止血等。
4. 栓塞治疗：目前食管下端、胃及十二指肠溃疡出血的首选治疗方法。
5. 手术治疗：适用于以下情况。①各种保守治疗仍继续反复大量出血；②持续大量出血，无法维持血压；③合并溃疡穿孔或腹膜炎。

第五节　呼吸系统并发症

一、肺不张

肺不张是指部分或全部肺泡在通气后未能正常膨胀，导致肺容积减少。

（一）原因

1. 麻醉影响：全身麻醉和局部麻醉可能抑制呼吸肌功能及咳嗽反射。
2. 体位不当：长时间保持仰卧位，导致分泌物积聚，引起肺不张。
3. 咳嗽无力：患者因手术切口疼痛、体力下降而无法有效咳嗽或深呼吸，肺部不能充分扩张。
4. 胸水或积气：胸腔内的液体或气体积聚，压迫肺部，导致肺不张。
5. 机械通气：呼吸机参数设置不当（如潮气量过低、呼气时间过短等）可导致肺泡萎陷。
6. 基础疾病：术前存在的慢性阻塞性肺疾病（COPD）、肺炎等疾病会增加肺不张的风险。

（二）临床表现

1. 呼吸系统症状：呼吸困难、气促；胸痛，深呼吸时加重；咳嗽无力。
2. 全身症状：缺氧导致发绀、全身疲劳。合并感染时可有发热。
3. 体征：患侧肺部听诊时呼吸音减弱或消失，患侧触觉语颤减弱或消失，患侧叩诊呈浊音或实音。严重肺不张时，健侧的气管可能向患侧移位。

（三）处理

1. 体位管理：鼓励患者取半坐卧位，早期下床活动。
2. 有效咳嗽咳痰：采取镇痛措施，鼓励患者有效咳嗽咳痰并进行呼吸功能训练，协助拍背咳痰，促进肺部的通气和排痰。
3. 改善通气：对呼吸困难者给予吸氧治疗，改善氧合状态。必要时使用纤维支气管镜吸痰或无创呼吸机辅助通气。
4. 处理胸水或积气：如有胸水或积气，应及时进行胸腔穿刺或引流。
5. 预防感染：预防术后肺部感染。

二、肺部感染

术后肺部感染是指手术操作、麻醉、卧床等因素导致患者术后出现肺部的炎症性病变。按感染部位肺部感染可分为上呼吸道感染和下呼吸道感染；按病原体肺部感染可分为细菌感染、病毒感染、真菌感染等。

（一）原因

1. 患者因素：高龄、慢性呼吸道疾病史、吸烟史、营养不良、心功能不全等，会增加肺部感染风险。
2. 治疗因素。
1) 手术因素：手术创伤、麻醉插管等操作可能导致呼吸道分泌物增多，增加肺部感染风险。上腹部手术、胸部手术、头颈部手术增加肺部感染风险。
2) 长时间使用呼吸机增加肺部感染风险。
3. 术后管理：术后体位管理不当，术后咳嗽咳痰无力，翻身、拍背不及时等导致痰液积聚，增加肺部感染风险。

（二）临床表现

1. 症状。
1) 呼吸道症状：咳痰增多，可为黄绿色脓痰。呼吸急促、困难，严重者可有发绀。患侧胸痛，深呼吸或咳嗽时加重。
2) 全身症状：发热、乏力、食欲减退、精神萎靡等。
2. 体征：听诊可闻及干、湿啰音，叩诊可有浊音区。胸部 X 线片或 CT 显示肺部感染的特征性影像，如斑片状阴影、肺实变等。

（三）处理

1. 指导患者术前戒烟 1 周以上，加强肺功能锻炼，术后早期下床活动。
2. 病情允许的情况下患者取半坐卧位；鼓励患者咳嗽咳痰；应用祛痰药物，协助拍背咳痰。
3. 对呼吸困难者给予低流量吸氧，改善缺氧状态，必要时进行机械通气支持。
4. 根据痰细菌培养及药敏试验结果选择抗生素。经验性用药可选择广谱抗生素。

第六节　心血管系统并发症

一、术后高血压

外科手术患者常因术前高血压控制不佳或术后应激反应等出现术后血压升高。随着高血压发病率的上升，术后高血压的发生呈增多趋势。

（一）原因

1. 患者因素：有高血压病史或术前高血压未得到控制是术后发生高血压最重要的危险因素。

2. 手术应激：术后疼痛是引起高血压的常见原因之一。手术后的焦虑和应激反应会导致交感神经系统激活，从而引起血压升高。气管插管、高碳酸血症等刺激因素也可能导致术后高血压。

3. 治疗因素：麻醉药物、输血输液、血管活性药物等。

（二）临床表现

术后高血压表现为收缩压比术前升高超过 30％。患者多无明显症状和体征，部分患者可表现为头痛、头晕、耳鸣、心悸、眼花等，严重时可伴有恶心、呕吐。术后高血压持续进展，可能导致脑出血、充血性心力衰竭等。

（三）处理

1. 术前预防：术前严格控制血压水平。
2. 术后监测：术后应密切监测患者的血压变化，重点关注有高血压病史者。
3. 积极治疗病因：积极治疗疼痛、躁动、高碳酸血症、缺氧、血容量过多等。
4. 降压治疗：对于长期接受降压治疗的患者，术后应按需恢复其常规药物治疗。对术后血压明显升高的患者应予以降压治疗。

二、心力衰竭

心力衰竭简称心衰，是由任何心脏结构或功能异常导致心室充盈和（或）射血能力受损引起的一组临床综合征。

（一）原因

1. 手术因素：手术应激，麻醉药物影响，术后并发症如感染、出血等导致循环负荷增加。
2. 基础疾病：高血压、冠心病、糖尿病等慢性病，以及既往有心肌梗死、心力衰竭等。

（二）临床表现

术后患者表现为呼吸窘迫伴或不伴肺水肿、心动过速、颈静脉压升高、体液潴留、疲劳、食欲缺乏、恶心、呕吐等症状。在活动能力受限的老年人中，心力衰竭症状可能不典型。

（三）处理

1. 术前评估与准备：术前准确评估患者的心脏功能，识别可能在术后影响心力衰竭稳定性的共存疾病。
2. 原发病管理：积极治疗和控制高血压等原发病。已确诊慢性心力衰竭的患者应积极治疗，控制容量状态，改善终末器官灌注。
3. 术后监测与管理：密切监测容量状态、血流动力学稳定性和呼吸状态。预防和管理术后急性心肌梗死或缺血，对于预防术后心力衰竭十分重要。

第七节　神经系统并发症

一、神经认知障碍

外科围术期神经认知障碍是指患者在麻醉和手术后出现的行为、情感和认知改变，包括术前已存在的认知障碍及术后新发或加重的认知障碍。术后神经认知障碍可分为术后谵妄、认知延迟恢复以及认知功能障碍等。术后谵妄分为苏醒期谵妄和持续性或复发性谵妄。苏醒期谵妄指全身麻醉苏醒初期的短暂躁动或意识模糊，通常会快速恢复；持续性或复发性谵妄则是指在麻醉苏醒后或较晚出现的持续或反复的谵妄状态。术后认知延迟恢复通常与外科手术和（或）术后恢复期发生并发症有关，患者的认知功能大多在30天内完全恢复。部分患者在术后30天后仍存在认知障碍，可持续至少12个月。

（一）原因

1. 患者因素：高龄、术前存在认知障碍、睡眠中断、酗酒、多药治疗或使用精神药物、虚弱，以及合并症如严重血管疾病、糖尿病、既往神经损伤等。

2. 手术因素：复杂大手术，如结直肠手术，术后神经认知障碍的发生率为8%～54%；手术及麻醉时间长也是术后神经认知障碍的危险因素。

（二）临床表现

1. 术后谵妄。
1）活动亢奋型表现为明显躁动、过度兴奋、脱抑制、哭泣、坐立不安和意识模糊等。
2）活动减退型表现为过度嗜睡伴神志改变等。
2. 认知障碍。
1）术后30天后仍存在认知障碍。
2）术后12个月内诊断出认知功能下降，可分为轻度和重度。

（三）处理

1. 进行术前认知筛查，干预危险因素，如改善睡眠质量、治疗心脑血管疾病及已有的神经认知障碍等。
2. 缩短麻醉及手术时间，避免麻醉过深、血压过低或过高以及脑缺氧。
3. 术后早期使用谵妄筛查工具进行评估。消除导致谵妄的危险因素，如尽量减少或避免使用有谵妄风险的药物进行术后镇痛。
4. 对术后因谵妄而严重躁动的患者可使用小剂量氟哌啶醇；对认知延迟恢复目前尚无有效疗法，需转至神经科进一步处理。

二、围术期卒中

围术期卒中又称为围术期脑血管意外，是指在患者术后 30 天内发生的脑卒中，是一种发生率较低但后果严重的术后并发症，可能导致围术期死亡和其他严重并发症。非心脏、非神经系统手术后临床识别出的脑卒中总体发病率为 0.1%～0.8%，未识别出的脑卒中（隐性脑卒中）的发病率可能高达 7%。围术期脑卒中主要为缺血性脑卒中，包括脑栓塞、脑血栓或脑部血流灌注不足。术后出血性脑卒中较少见。

（一）原因

1. 患者因素：女性、高龄、心血管疾病（如高血压、近期心肌梗死、心房颤动、心力衰竭）、既往脑卒中或短暂性脑缺血发作（TIA）、肾病、糖尿病、慢性阻塞性肺疾病、颈动脉狭窄、吸烟、使用非心脏选择性 β 受体阻滞剂等。

2. 手术因素：大型腹部手术、大血管手术、移植手术、头颈部手术发生围术期卒中的风险较高。

（二）临床表现

围术期卒中的临床表现可能因卒中类型（缺血性或出血性）、部位和严重程度不同而有所不同，主要临床表现包括：

1. 局灶性神经功能缺损。

1）双侧瞳孔不等大。

2）肢体无力：患者可能会出现一侧肢体无力或瘫痪，如单侧上肢或下肢无力。

3）感觉障碍：患者可能会出现一侧身体的感觉减退或异常，如麻木或刺痛感。

4）语言障碍：包括失语症或语言表达困难，患者可能无法说话或说话含糊不清。

5）视力问题：患者可能出现视野缺失或视力模糊等视觉障碍。

6）协调障碍：如共济失调，表现为步态不稳或动作不协调。

2. 意识水平改变。

1）意识模糊或嗜睡：患者可能会出现意识水平下降，表现为反应迟钝、嗜睡或意识模糊。

2）昏迷：在严重情况下，患者可能会陷入昏迷状态。

3. 精神状态改变。

1）情绪变化：情绪低落、焦虑或易怒等。

2）认知障碍：记忆力减退、注意力不集中等。

4. 头痛和呕吐。

1）头痛：患者可能会出现突发的剧烈头痛，尤其是出血性脑卒中患者。

2）呕吐：伴随头痛的呕吐，尤其在颅内压增高时更为明显。

5. 癫痫发作：在某些情况下，脑卒中后可能有癫痫发作，表现为肢体抽搐或意识丧失等。

（三）处理

1. 术前管理：关注高危人群，尽量避免或减轻高危因素的影响，如已患缺血性脑卒中，择期手术推迟至少 3 个月，尽量推迟 9~12 个月，以降低卒中复发和死亡风险。对于有心房颤动或其他血栓栓塞风险的患者，需权衡继续使用、停用及重新开始使用抗凝药物和抗血小板药物的风险与出血风险。

2. 术中管理：避免术中低血压或高血压，建议将血压维持在"基线值±20%"范围内；尽量使用心脏选择性 β 受体阻滞剂等。

3. 术后管理：对于围术期卒中高风险患者，推荐使用卒中快速筛查工具，如 FAAST（face-arm-anesthesia-speech-time）量表。保持术后血压稳定，血压应尽量维持在"基线值±20%"范围内。怀疑有神经功能障碍时，应紧急请神经科会诊并行神经影像学检查。

第八节 泌尿系统并发症

一、尿潴留

术后尿潴留是指患者术后膀胱急性胀满、尿意明显但无法排尿，常引起不适和焦虑，影响术后生活质量及康复。根据尿潴留的原因，尿潴留可分为机械性尿潴留和功能性尿潴留。前者多由尿道狭窄、前列腺肥大、尿道梗阻等引起，后者多见于神经系统疾病引起的神经源性膀胱、术后麻醉药物影响等导致的膀胱逼尿肌功能障碍。

（一）原因

1. 患者因素：高龄、前列腺肥大、神经源性膀胱、长期服用影响膀胱功能的药物等。

2. 手术因素：手术时间长、术中失血多、麻醉药物的使用等术中因素，以及疼痛、腹胀等术后因素。

3. 环境及心理因素：患者不习惯卧位排尿、排便环境缺乏隐私性、患者心理紧张等也可导致急性尿潴留。

（二）临床表现

1. 尿意明显：患者有强烈的排尿欲望，但无法自行排出尿液。

2. 疼痛和不适：由于膀胱过度膨胀，患者常感到下腹部胀满、疼痛或不适。

3. 焦虑和烦躁：由于无法排尿，患者可能会出现焦虑、烦躁等情绪反应。

4. 腹部体征：体检时可在耻骨上区触及胀大的膀胱，触之有疼痛及尿意感，叩诊呈浊音。

（三）处理

1. 预防措施：评估患者的排尿功能，术后进行膀胱功能训练，避免长时间留置尿管等。

2. 治疗病因：治疗尿潴留的病因，如解除尿道狭窄、治疗前列腺肥大、改善排便环境等。

3. 物理治疗：热敷、按摩等，缓解膀胱痉挛。

4. 心理护理：帮助患者缓解焦虑情绪，鼓励其尝试自主排尿。

5. 留置尿管：必要时留置尿管，缓解症状，但应注意一次性排放尿液不超过 1000mL。

二、尿路感染

术后尿路感染是指术后病原体侵犯尿路黏膜或组织引发的上尿路或下尿路感染。上尿路感染主要为肾盂肾炎，下尿路感染主要为膀胱炎。

（一）原因

1. 导管相关性尿路感染：术后长期留置尿管是术后尿路感染的主要危险因素。尿管污染、未及时更换或未遵守无菌操作原则等易引起导管相关性尿路感染。

2. 手术类型：盆腔手术等容易引起尿路感染。

3. 患者因素：高龄、女性、既往尿路感染史、糖尿病、免疫力低下等。

（二）临床表现

术后尿路感染的临床表现因感染部位和严重程度不同而有所不同，主要包括以下几个方面：

1. 尿路刺激征。

1）尿频：患者会感到需要频繁排尿，但每次排尿量可能不多。

2）尿急：患者突然感到迫切需要排尿，难以控制。

3）尿痛：排尿时尿道或膀胱部位可能出现疼痛或烧灼感。

2. 全身感染症状：发热、寒战、乏力等。

3. 尿液异常：尿液浑浊、有异味，甚至出现血尿。

4. 肾盂肾炎的特殊表现。

1）腰痛：多位于背部或侧腹部，可能为钝痛或绞痛。

2）恶心、呕吐：部分患者可能伴有恶心、呕吐等消化道症状。

5. 严重并发症：由尿路感染引发肾脓肿、败血症等并发症，患者可能出现持续高热、感染性休克等。

（三）处理

1. 预防措施。
1）在导尿和护理过程中严格无菌操作。
2）早期拔除尿管，尽量减少尿管的留置时间。
3）防止尿液反流和细菌污染。
2. 治疗措施。
1）嘱患者在病情允许的情况下多饮水、多排尿。
2）抗感染治疗：根据尿液培养和药敏试验结果选择合适的抗生素进行治疗。
3）支持治疗：充足的水分摄入、保持良好的营养状态等。
4）对症处理：使用镇痛药物缓解尿路刺激症状，必要时进行膀胱冲洗等。

参考文献

［1］陈孝平，张英泽，兰平. 外科学［M］. 10 版. 北京：人民卫生出版社，2024.

［2］李乐之，路潜. 外科护理学［M］. 7 版. 北京：人民卫生出版社，2021.

［3］MAHNAGABRIELLI E，ECKENHOFF M G. Perioperative neurocognitive disorders in adults：Risk factors and mitigation strategies［EB/OL］.（2024）［2025－2－12］. https://www. uptodate. cn/contents/perioperative － neurocognitive － disorders － in － adults－risk－factors－and－mitigation－strategies.

［4］BITTNER E A. Postoperative airway and pulmonary complications in adults：Etiologies and initial assessment and stabilization［EB/OL］.（2025）［2025－2－12］. https://www. uptodate. cn/contents/postoperative － airway － and － pulmonary－complications－in－adults－etiologies－and－initial－assessment－and－stabilization.

第二章 颈部疾病手术及并发症的护理

常见的颈部疾病有甲状腺癌和甲状腺功能亢进。甲状腺是人体最大的内分泌腺体，位于颈前部，由左右两叶及中间的峡部构成，峡部有锥状叶与舌骨相连。其下极位于第5至第6气管软骨环之间，峡部通常位于第2至第4气管软骨环的前方。甲状腺的上端可达甲状软骨中部，下端可延伸至第6气管软骨环。侧叶的后方紧邻甲状旁腺，内侧则与喉、咽及食管相邻。甲状腺的主要功能是合成、储存和分泌甲状腺素，包括三碘甲状腺原氨酸（T_3）和四碘甲状腺原氨酸（T_4）。这些激素在调节新陈代谢、促进生长发育以及维持神经系统功能等方面具有重要作用。

第一节 甲状腺癌

一、概述

甲状腺癌（thyroid carcinoma）是最常见的甲状腺恶性肿瘤，占全球癌症发病率的3.1%，发病率呈逐年上升趋势。女性的发病率是男性的2~3倍。大多数甲状腺癌起源于滤泡上皮细胞，而髓样癌则起源于滤泡旁细胞。近年来，全球范围内甲状腺癌的发病率大幅增加。

二、病因及发病机制

甲状腺癌具有一定的家族聚集性，例如，约有25%的甲状腺髓样癌患者呈现家族遗传的特点；电离辐射是已明确的甲状腺癌致病因素，尤其是儿童时期接受头颈部放疗的人群，甲状腺癌的发病率显著增加。此外，碘摄入不足或过量都可能增加甲状腺癌的发生风险。缺碘地区甲状腺癌发病率较高，而高碘地区如沿海地区，甲状腺癌的发病率也相对较高。

三、病理分类

（一）乳头状癌

乳头状癌占全部甲状腺癌的85%~90%，是成人甲状腺癌最常见的类型，多见于30~45岁的中青年女性，低度恶性，生长缓慢，较早出现颈部淋巴结转移，预后较好。

（二）滤泡状癌

滤泡状癌多见于 50 岁左右的妇女，中度恶性，发展较为迅速，且具有较快的血行播散特点，约 33％的患者可经血运转移至肺、肝、骨及中枢神经系统，其预后通常不如乳头状癌。

（三）未分化癌

未分化癌多见于 70 岁左右的老年人，是甲状腺癌中恶性程度最高的类型。该病发展迅速，约 50％的患者在早期就可能出现颈部淋巴结转移，并常侵犯喉返神经、气管或食管。此外，未分化癌常通过血运向肺、骨等远处转移，预后较差。

（四）髓样癌

髓样癌常伴有家族史。该病来源于甲状腺滤泡旁降钙素分泌细胞，其能够分泌大量降钙素。其恶性程度中等，可经淋巴结转移和血运转移，其预后不如乳头状癌及滤泡状癌，但优于未分化癌。

四、临床表现

（一）症状

初期多表现为无症状结节，大多数患者在体检时无意中发现，少数患者以颈淋巴结肿大为首要表现就诊。随着病情进展，肿块逐渐增大，可能对周围组织产生压迫，进而引发一系列症状。常见的症状包括吞咽困难、声音嘶哑、呼吸困难等。髓样癌患者除有颈部肿块外，可能出现由肿瘤分泌的激素样物质（如 5－羟色胺、前列腺素和降钙素）引起的症状（如颜面潮红、心悸、多汗、腹泻等）。部分患者的甲状腺肿块可能不明显，因远处转移灶出现症状而就诊，在这种情况下，应高度警惕甲状腺癌的可能性。

（二）体征

最常见的体征是患者颈部出现无痛性肿块或结节，质地较硬，边界不规则，活动度差。淋巴结肿大是甲状腺癌进展期的常见表现，常见于颈深上、中、下淋巴结，且可触及。随着病程进展，肿块可能逐渐增大，质地变硬。

五、外科治疗

（一）手术指征

对于诊断明确的甲状腺癌，对有以下任何一条指征的患者，建议行甲状腺全切除或近全切除：①肿块直径>4cm；②甲状腺包膜外侵犯；③双侧多灶性病变；④已出现远处转移；⑤青少年时期接受过头颈部放疗；⑥双侧颈部多发淋巴结转移（数目≥5 个或直径≥3cm）；⑦不良病理类型（如高细胞型、弥漫硬化型、岛状细胞型、柱状细胞型或分化程度低的变型）；⑧有明确的非髓样甲状腺癌家族史。

（二）常见术式

应结合术前评估、复发风险以及患者意愿，遵循个体化治疗原则。

1. 甲状腺全切除术：切除整个甲状腺，通常还会结合淋巴结清扫术，适用于肿瘤较大（>1cm）、癌症有多中心性（多处发生）、癌症已经侵及甲状腺外部组织、癌症分期较高或有远处转移的患者。

2. 甲状腺叶切除术：切除患侧甲状腺叶和峡部，保留另一侧，适用于<1cm的微小乳头状癌，单侧病变且无明显侵袭或淋巴结转移。手术创伤较小，术后无需甲状腺激素替代治疗。

3. 中央区淋巴结清扫术：清扫甲状腺周围的中央区淋巴结，以减少局部复发风险，适用于癌症确诊为乳头状癌或髓样癌、中央区淋巴结可疑转移或术中发现转移的患者。

4. 选择性颈清扫术：清扫颈部受累的淋巴结区域，能够控制区域性复发，改善预后，适用于癌症已经转移到侧颈淋巴结的患者。

5. 甲状腺微创治疗：相较于传统手术，其创伤更小，患者恢复更快，适合特定的患者群体。

六、手术并发症及护理

（一）出血或血肿

1. 原因：术中止血不完善，或术前未停用抗血小板药物、未控制高血压等。

2. 临床表现：多发生于术后24小时内，主要表现为创口渗血、颈部肿胀、胸闷气急、呼吸困难等，严重者可出现窒息甚至心搏呼吸骤停。

3. 防治要点。

1）预防措施：①术前加强患者教育，解释术后出血的预防措施及相关护理方法，提高患者的自我保健意识；②术前完善相关检查，如血常规、凝血功能检查等；③术中严格止血，必要时采用结扎、缝合或进行有效止血。

2）治疗措施：①若引流量>100mL/h，应警惕活动性出血，及时行清创止血手术；②若发生急性呼吸困难或窒息，需立即拆开颈部切口，清除血肿，解除气道压迫，重新止血；③必要时实施紧急气管插管或气管切开。

4. 护理要点。

1）术前适应性训练：指导患者进行颈部放松运动和头颈过伸位训练，以适应术中体位变化。训练后可轻柔按摩颈部以缓解不适。指导患者掌握深呼吸、有效咳嗽的方法，以保持呼吸道通畅。

2）心理护理：向患者解释甲状腺癌相关知识，说明手术的必要性、手术方法、术后恢复过程及预后情况，减轻患者的焦虑和恐惧，提供心理支持。

3）并发症预警：术后24小时内密切观察患者的生命体征（如血压、脉搏、呼吸等），警惕异常变化。

4）并发症护理。

（1）体位与活动：术后患者取平卧位，待全身麻醉清醒、生命体征平稳后逐步取半卧位，以利于呼吸和引流，观察颈部肿胀情况以及引流液的颜色、性状和量，保持引流通畅，避免剧烈咳嗽和颈部活动。

（2）伤口护理：保持伤口敷料清洁、干燥，预防感染，评估并记录出血情况。

（3）并发症处理：若因血肿压迫引起颈部疼痛、肿胀或呼吸困难，应迅速协助医生在无菌条件下拆开伤口，清除血肿并重新止血。

（二）喉返神经损伤

1. 原因：多数为手术直接损伤，如神经被挤压、牵拉或切断等，少数为术后血肿压迫或瘢痕组织牵拉所致。

2. 临床表现：主要表现为声音嘶哑或失声，双侧喉返神经损伤时可导致失声或严重的呼吸困难，甚至窒息。

3. 防治要点。

1）预防措施：甲状腺癌术中宜仔细辨认、常规显露喉返神经。在条件允许的情况下，可采用神经监测技术，尤其在再次手术或疑难复杂手术中，以提升手术的安全性和精准性。

2）治疗措施：①药物治疗，对于非离断性损伤，可给予糖皮质激素、神经生长因子、甲钴胺等营养神经药物，以促进神经修复和功能恢复。②康复训练，针灸和理疗可以帮助促进神经功能的恢复。③手术治疗，对于神经被切断的情况，进行神经松解吻合术；若因双侧喉返神经损伤导致呼吸困难，可通过声带外展术改善呼吸功能，缓解症状。

4. 护理要点。

1）并发症预警：术后应密切观察患者的声音变化，如是否出现声音嘶哑或失声等情况；对于双侧喉返神经损伤的患者，应严密监测其呼吸情况，防止呼吸困难。

2）并发症护理。

（1）药物治疗：遵医嘱给予营养神经药物，以促进神经功能的恢复；对于暂时性损伤，可给予糖皮质激素以减轻炎症反应。

（2）康复训练：进行嗓音康复训练，如发音练习、呼吸支持训练等，帮助患者改善发音质量；暂时性损伤一般在康复训练3~6个月内可逐渐恢复。

（三）喉上神经损伤

1. 原因：多由处理甲状腺上极时损伤喉上神经内支或外支所致。

2. 临床表现：若损伤喉上神经外支，可导致环甲肌瘫痪，表现为声带松弛、声调降低、声音无力等；若损伤喉上神经内支，可引起咽喉黏膜感觉丧失，由于失去喉部的反射性咳嗽功能，进食或饮水时易造成误咽或呛咳。

3. 防治要点。

1）预防措施：术中应仔细识别和保护喉上神经，避免在甲状腺上极和环甲肌间隙过度牵拉或切割，以减少对神经的损伤。同时，术中应用神经监测技术帮助识别和保护喉上神经，减少损伤风险。

2）治疗措施：对暂时性神经损伤，可给予激素和营养神经药物促进神经功能的恢复；对于永久性损伤，需要进行神经修复手术。

4. 护理要点。

1）并发症预警：关注是否出现声音嘶哑、声调降低等；密切观察患者吞咽时的表现，特别是饮水时是否出现呛咳或误吸，以及时发现吞咽功能障碍。

2）并发症护理。

（1）饮食护理：对于吞咽困难明显的患者，建议提供流质或半流质饮食，避免固体食物引起误咽。指导患者缓慢进食，采取小口吞咽的方式，避免由大口吞咽引起呛咳或其他不适。

（2）康复训练：包括发音练习和呼吸支持训练，可以改善发音质量；同时进行吞咽功能康复训练，如吞咽动作练习和口腔肌肉锻炼，帮助患者逐步恢复正常的吞咽功能。

（四）乳糜漏和淋巴漏

1. 原因：多由颈部淋巴结清扫时损伤胸导管、淋巴导管或其分支所致。

2. 临床表现：术后引流管引出粉红色或乳白色液体，引流液做乳糜试验检查呈阳性反应。乳糜漏可导致低蛋白血症、水电解质紊乱等，严重者可出现乳糜胸。

3. 防治要点。

1）预防措施：若术中发现淋巴漏或离断的淋巴管，需及时结扎、缝合或钛夹夹闭等，术毕关闭切口前应再次检查术野。

2）治疗措施：①术后24小时内引流量<500mL者，可禁食或选择无脂饮食，同时予以负压引流、局部加压包扎等措施；②对于顽固严重的乳糜漏或并发乳糜胸的患者，可通过胸腔镜结扎胸导管治疗。

4. 护理要点。

1）并发症预警：密切观察病情变化，术后应密切监测患者的生命体征，包括血压、脉搏和呼吸等。待全身麻醉清醒、血压平稳后，患者取半卧位，以利于呼吸和引流。术后密切观察引流液的颜色、性状和量，以及时发现乳糜漏和淋巴漏等并发症。

2）并发症护理。

（1）引流管护理：术后保持引流管通畅，防止扭曲、受压。定时由内向外挤压引流管，防止血块堵塞。观察并记录引流液的颜色、性状和量，早期发现乳糜漏。

（2）饮食护理：遵循低脂饮食原则，减少脂肪摄入，以减少乳糜液的产生。必要时应提供足够的营养支持，如静脉营养输注等。

（3）局部切口护理：进行局部加压包扎，以减少淋巴液的外渗和积聚。包扎时应注意松紧适度，避免过紧导致血液循环障碍。保持敷料清洁、干燥，如有渗液及时更换，防止感染。

（五）甲状旁腺功能减退

1. 原因：手术时甲状旁腺被挫伤、血供障碍或意外切除，导致甲状旁腺功能低下、血钙浓度下降、神经肌肉应激性显著提高。

2. 临床表现：多数患者临床表现不典型，起初仅有面部、唇部或手足部的针刺感、麻木感或强直感，症状轻且短暂；严重者可出现面肌和手足伴有疼痛的持续性痉挛，每天多次发作，每次持续 10～20 分钟或更长，甚至发生喉和膈肌痉挛，引起窒息而死亡。

3. 防治要点。

1) 预防措施：术前对甲状旁腺病变进行准确诊断和定位，术中精细解剖、肉眼识别甲状旁腺，是最重要的步骤。

2) 治疗措施：①补充钙剂、维生素 D，以纠正低血钙状态；②对于有手足抽搐等症状的患者，可静脉滴注葡萄糖酸钙；③伴有低镁血症的患者，需同时补充镁剂；④对于因手术切除甲状旁腺导致甲状旁腺功能减退的患者，可考虑进行甲状旁腺移植手术。

4. 护理要点。

1) 并发症预警：密切观察患者的电解质水平，特别是血钙和血磷的变化，及时发现低钙血症等异常情况。

2) 并发症护理。

（1）饮食护理：遵循高钙低磷的饮食原则，指导患者增加高钙食物的摄入，如虾皮、紫菜等；同时，限制高磷食物的摄入，如肉类、乳制品和蛋类等，以免影响钙的吸收。

（2）安全护理：低钙血症可能导致肌肉无力和抽搐，患者容易发生跌倒。应加强病房安全管理，预防跌倒。若患者发生抽搐，应立即取去枕平卧位，将头偏向一侧，及时清除呼吸道分泌物，保持呼吸道通畅。

七、治疗预后评价

通过合理的手术治疗和综合管理，甲状腺癌患者的预后可以显著改善，早期发现和治疗是改善预后的关键。乳头状癌和滤泡状癌的预后良好，但仍需术后长期随访。髓样癌的预后中等，术后随访和降钙素监测至关重要。未分化癌的预后差，手术往往无法根治，患者生存时间短。

第二节　甲状腺功能亢进

一、概述

甲状腺功能亢进（hyperthyroidism）简称甲亢，是由各种因素引起循环中甲状腺素异常增多，以神经系统、循环系统、消化系统等兴奋性增高和代谢亢进为主要特征的疾病。

二、病因及发病机制

病因尚未完全明确，目前认为原发性甲亢是一种自身免疫性疾病。继发性甲亢和高功能腺瘤的发病原因还未完全明确，患者血中长效甲状腺刺激激素等的浓度不高，可能与结节本身的分泌紊乱有关。研究表明，甲亢具有显著的遗传倾向，同时也与环境因素等有关，精神刺激、情绪波动及感染等均为本病诱因。

三、病理分类

（一）原发性甲亢

最常见，占85%～90%，多见于20～40岁女性，表现为双侧腺体弥漫性、对称性肿大，眼球突出，故又称"突眼性甲状腺肿"。

（二）继发性甲亢

较少见，多见于40岁以上者，患者通常先有多年的结节性甲状腺肿病史，随后逐渐出现甲亢症状。甲状腺腺体表现为结节性肿大，两侧不对称，一般无突眼表现。此外，继发性甲亢患者易发生心肌损害。

（三）高功能腺瘤

少见，甲状腺内有单个或多个自主性高功能结节，患者一般无突眼症状，结节周围的甲状腺组织呈萎缩改变。

四、临床表现

（一）症状

症状包括心悸、焦虑、失眠、易激动、双手颤动、怕热多汗、食欲亢进却消瘦、体重减轻、排便次数增加、脉率增快（静息状态下脉率>100次/分）、脉压增大（收缩压升高）、心律失常（如心房颤动）、内分泌紊乱（如月经失调）等。其中，脉率增快及脉压增大尤为重要，可作为判断病情程度和治疗效果的重要指标。

（二）体征

1. 甲状腺呈弥漫性、对称性肿大，质地不等，无压痛，多无局部压迫症状。甲状腺上、下极可扪及震颤，闻及血管杂音。
2. 单纯性突眼和浸润性突眼。典型表现：①双侧眼球突出、睑裂增宽；②严重时，上下眼睑难以闭合，不能完全覆盖角膜；③Stellwag征：瞬目减少，眼睛炯炯发亮；④Von Graefe征：眼睛下视时，上眼睑不能随眼球下闭，显现白色巩膜；⑤Joffroy征：眼睛上视时，前额皮肤不能皱起；⑥Mobius征：两眼内聚能力差，眼球辐辏不良。

五、外科治疗

(一) 手术指征

手术指征：①继发性甲亢或高功能腺瘤；②甲状腺腺体较大，伴有压迫症状，或为胸骨后甲状腺肿；③中度及以上的原发性甲亢；④抗甲状腺药物或 ^{131}I 治疗后复发，或难以坚持长期用药；⑤怀疑或证实合并甲状腺恶性肿瘤；⑥妊娠早、中期的甲亢患者具有上述指征者，应考虑手术治疗；⑦老年患者，或具有严重器质性疾病，无法耐受手术者，为手术绝对禁忌证。

(二) 常见术式

1. 甲状腺全切除术：适用于药物治疗无效、复发性甲亢或甲状腺肿大明显的患者。通过将整个甲状腺切除，完全消除甲亢症状，但术后需要长期补充甲状腺激素。

2. 甲状腺次全切除术：对甲状腺进行部分切除，保留一部分甲状腺组织，适用于有一定甲状腺功能并且对全切除风险有所顾虑的患者。

3. 甲状腺腺瘤切除术：对于由甲状腺腺瘤引起的甲亢，通常采用局部切除瘤体的方式。这种手术方式保留了大部分甲状腺组织，只切除有病变的部分。

4. 甲状腺微创手术：通过小切口、内镜辅助技术进行甲状腺切除，患者术后恢复较快，创伤较小，但适应证有限，通常用于特定患者群体。

六、手术并发症及护理

(一) 甲状腺危象

1. 原因：多与术前准备不足、甲亢症状未能很好控制及手术应激有关。

2. 临床表现：起病急、发展快，术后 12~36 小时出现高热（>39℃）、脉率增快（脉率>120 次/分）、烦躁不安、谵妄、嗜睡、大汗、呕吐、腹泻等。若不及时处理，可迅速发展至昏迷、虚脱、休克甚至死亡。

3. 防治要点。

1) 预防措施。

(1) 术前准备：通过药物降低基础代谢率是手术准备的重要方法。①单用碘剂：适用于症状不重、继发性甲亢及高功能腺瘤的患者。服药 2~3 周甲亢症状得到基本控制，便可进行手术。常用的是复方碘化钾溶液，每天 3 次，从 3 滴/次开始，以后逐日每次增加 1 滴，至 16 滴/次为止，然后维持 2 周为宜；②服碘剂 2 周后症状改善不明显者，可在继续服用碘剂的同时，加用硫氧嘧啶类药物，待症状基本得到控制后，停用硫氧嘧啶类药物，但需继续单独服用碘剂 1~2 周后手术；③硫脲类药物加用碘剂：先使用硫脲类药物 2~4 个月，在甲亢症状得到控制后停药，再用碘剂 2 周后手术；④普萘洛尔：对于碘剂或硫氧嘧啶类药物不能耐受或无效者，术前准备可单用普萘洛尔或与碘剂合用。

（2）避免感染、严重精神刺激、创伤等诱发因素，指导患者进行心理调整。

2）治疗措施。

（1）一般治疗：镇静、吸氧、降温、补液、强心利尿等。可使用苯巴比妥钠100mg或冬眠合剂Ⅱ号半量肌内注射，每6～8小时1次；可用退热、冬眠合剂等药物及物理降温等综合方法，维持体温在37℃左右；静脉输入大量5%葡萄糖注射液补充能量，纠正水电解质紊乱及酸碱平衡失调；吸氧以减轻组织的缺氧。

（2）碘剂：口服复方碘化钾溶液3～5mL，紧急时将5～10mL10%碘化钠加入500mL10%葡萄糖注射液中静脉滴注，以降低血液中甲状腺素水平。

（3）氢化可的松：200～400mg/d，分次静脉滴注，以拮抗过多甲状腺素的反应。

（4）肾上腺素能阻滞剂：肌内注射利血平1～2mg或口服胍乙啶10～20mg。还可用普萘洛尔5mg加入100mL5%葡萄糖注射液中静脉滴注。

4. 护理要点。

1）并发症预警：术后密切观察患者的神志、瞳孔、生命体征的变化。警惕患者是否出现高热、心动过速、呼吸困难等症状。

2）并发症护理。

（1）紧急处理配合：①呼吸困难的患者立即吸氧，保持呼吸道通畅，绝对卧床休息。②及时准确给药，迅速建立两条静脉通道，遵医嘱予以复方碘溶液、丙硫氧嘧啶、氢化可的松等药物。准备好抢救药物，如镇静剂、血管活性药物、强心利尿剂等。③密切观察病情变化，准确记录24小时出入量，观察患者神志的变化。

（2）对症护理：对于高热患者，可采用物理降温方法，如温水擦浴或冷敷头部。对于躁动不安的患者，适当给予镇静剂，预防外伤。保持皮肤清洁、干燥，勤换衣服，防止皮肤损伤。

（3）营养支持：根据患者病情，给予高热量、高蛋白、高维生素的饮食，避免高碘、辛辣、刺激性食物的摄入。

（二）呼吸困难和窒息

1. 原因：呼吸困难和窒息是术后最严重的并发症，多发生在术后48小时内，如不及时发现和处理，可危及患者生命。常见原因：①出血及血肿压迫气管，多由手术时止血不完善引起，偶尔由血管结扎线滑脱引起；②喉头水肿，主要由手术创伤和气管插管引起；③气管塌陷，当气管壁长期受肿大甲状腺压迫而发生软化时，在切除大部分甲状腺组织后，软化的气管壁失去支撑，导致气管塌陷；④双侧喉返神经损伤可导致声带麻痹，引起呼吸困难。

2. 临床表现：以呼吸困难为主要临床表现。轻者有时临床上不易发现呼吸困难，中度者常表现为烦躁、坐立不安，重者可能出现端坐呼吸、吸气性三凹征（胸骨上窝、肋间隙和锁骨上窝在吸气时明显凹陷），甚至口唇和指端发绀，严重时可导致窒息。

3. 防治要点。

1）预防措施：①术前进行甲状腺超声或CT扫描，评估甲状腺肿大程度及其对气管的压迫；②术中小心分离和保护喉返神经，避免损伤喉返神经导致声带麻痹，同时避免误伤邻近的气管和食管；③术后可使用冰袋冷敷颈部，减少局部水肿；④避免术后出血等并发症引起的呼吸困难。

2）治疗措施：立即行床旁抢救，及时剪开缝线，敞开切口，迅速除去血肿。如此时患者呼吸仍无改善，则立即施行气管插管。患者情况好转后，再送手术室做进一步处理。

4. 护理要点。

1）并发症预警：术后 48 小时内应严密监测患者生命体征，观察伤口有无出血、肿胀或感染的迹象。若发现颈部肿胀，应立即通知医生。术后 24 小时内若发现出血，应及时剪开缝线，敞开切口，迅速除去血肿。必要时，应立即返回手术室进行止血。

2）并发症护理。

（1）保持呼吸道通畅：术后患者取半卧位，有利于呼吸和引流创口内的积血。及时帮助患者排痰，保持呼吸道通畅。床旁应常规放置无菌的气管切开包和无菌手套，以备急用。

（2）氧疗：对于出现低氧血症或呼吸困难的患者，提供氧气支持。

（3）饮食护理：术后 6 小时内患者不宜进食，之后可给予少量温水或凉水，若无呛咳等不适，可给予便于吞咽的微温流质饮食，逐渐过渡到半流食和软食。

（4）紧急处理：一旦发现患者出现呼吸困难，应立即进行床旁抢救。若呼吸困难无改善，应迅速协助医生进行气管插管或气管切开，以确保患者呼吸道通畅。

（5）药物：甲亢患者术后继续服用复方碘化钾溶液，直至病情平稳。遵医嘱术后口服甲状腺素，以抑制促甲状腺素的分泌和预防复发。

（三）其他并发症

参见本章第一节甲状腺癌的手术并发症及护理。

七、治疗预后评价

甲亢手术治疗的总体预后良好，尤其是在术前充分准备和术后规范管理的情况下。甲状腺全切除术可彻底治愈甲亢，但术后患者需终身服药。甲状腺次全切术术后患者需长期监测甲状腺功能，防止复发。术后规范管理有助于维持患者的生活质量，避免术后并发症。

参考文献

[1] 陈孝平，张英泽，兰平. 外科学［M］. 10 版. 北京：人民卫生出版社，2024.

[2] 李乐之，路潜. 外科护理学［M］. 7 版. 北京：人民卫生出版社，2021.

[3] 中华医学会，中华医学会杂志社，中华医学会全科医学分会，等. 甲状腺功能亢进症基层诊疗指南（2019 年）［J］. 中华全科医师杂志，2019，18（12）：1118－1128.

[4] 中国抗癌协会甲状腺癌专业委员会. 中国抗癌协会甲状腺癌整合诊治指南（2022

精简版) [J]. 中国肿瘤临床, 2023, 50 (7): 325-330.

[5] DURANTE C, HEGEDÜS L, CZARNIECKA A, et al. 2023 European Thyroid Association Clinical Practice Guidelines for thyroid nodule management [J]. Eur Thyroid J, 2023, 12 (5): e230067.

第三章　乳房疾病手术及并发症的护理

成年女性乳房是两个类半球形的性征器官，位于胸大肌浅面，在第 2~6 肋骨水平。乳腺由 15~20 个腺叶组成，每个腺叶分为多个腺小叶，腺小叶由小乳管和腺泡构成。小乳管汇聚成乳管，开口于乳头，呈放射状排列。乳管近开口处略膨大，称"壶腹部"。腺叶间有结缔组织和纤维束，垂直于皮肤，称为 Cooper 韧带，起到支持和固定乳房的作用。乳腺是多个内分泌腺的靶器官，其生理功能受垂体、肾上腺皮质和卵巢分泌的激素调控，且在不同年龄阶段表现各异。乳房的血液主要由胸外侧动静脉和胸廓内动静脉提供。

乳房疾病涵盖乳房组织结构异常、感染、肿瘤等多种类型。乳房的健康状况对女性的生理、心理及社会功能均具有重要影响。特别是需要外科干预的乳房疾病，不仅影响女性的身体健康，还可能对其心理状态和社会角色产生较大影响。

第一节　急性乳腺炎

一、概述

急性乳腺炎（acute mastitis）是乳腺的急性化脓性感染，常见于产后哺乳期的妇女，尤以初产妇多见，往往发生在产后 3~4 周。

二、病因及发病机制

急性乳腺炎通常由细菌感染引起，最常见的致病菌是金黄色葡萄球菌，也可由其他细菌如链球菌、革兰阴性菌等引起。乳腺炎的主要病因包括细菌侵入和乳腺乳汁淤积。

三、病理改变

急性乳腺炎的病理改变主要表现为炎症反应、乳腺组织的损伤以及可能的脓肿形成。在感染初期，乳腺组织充血与水肿，释放炎症介质，加剧局部肿胀和炎症反应。随着感染的加重，乳腺腺体的细胞可能发生坏死，若感染未得到有效控制，炎症进一步扩展，可能形成乳腺脓肿。在急性乳腺炎中，淋巴结常常发生反应性增生，尤其是腋窝淋巴结。淋巴结可能肿大。

四、临床表现

（一）症状

乳房疼痛、局部红肿和发热是急性乳腺炎的常见表现。随着炎症加重，患者可能出现寒战、高热、心跳加速等症状，同时伴有患侧腋窝淋巴结肿大和压痛。若炎症进一步加重，可能形成乳房脓肿。

（二）体征

乳腺发生炎症时，皮温升高，肿胀部位触感坚实，有时可能呈现硬块感。乳腺内可能形成肿块，尤其是在脓肿形成时，若脓肿较浅，可触及波动感。若脓肿形成并破裂，乳头可能排出脓性分泌物，脓液呈黄色或绿色，并伴有臭味。

五、外科治疗

（一）手术指征

急性乳腺炎的手术指征：①脓肿形成且保守治疗无效；②反复或严重感染；③乳腺组织严重损伤或坏死、乳房后脓肿、脓毒症等严重并发症。

（二）常见术式

1. 乳腺脓肿切开引流术：治疗急性乳腺炎脓肿的主要手术方式，适用于脓肿较大、深入或局部有明显波动感的情况。在局部麻醉下，切开脓肿区域，迅速引流脓液，并清除脓腔内的坏死组织。必要时，可放置引流管持续引流脓液。

2. 乳腺脓肿穿刺引流术：适用于较小、局限或表浅的脓肿，通过穿刺引流即可有效清除脓液。使用细针或穿刺针在超声引导下定位脓肿，抽取脓液并进行引流。

3. 乳腺清创术：适用于严重感染或脓肿导致乳腺组织坏死者。通过切开乳腺，清除坏死组织和脓肿内容物，必要时可在创口处放置引流管。

4. 乳腺后脓肿引流术：适用于形成乳房后脓肿的患者。常规的乳腺脓肿引流术可能无法完全解决问题，需进行特殊手术处理。通过切开乳房后脓肿部位，直接引流脓液。

六、手术并发症及护理

（一）伤口感染

1. 原因：术中无菌操作不严格或术后护理不当可能导致病原体侵入伤口；免疫力低下、脓肿长时间未得到有效引流或手术治疗较为严重的感染时，容易导致手术部位的继发感染；急性乳腺炎或化脓性乳腺炎症状较重的患者，术后更容易发生伤口感染；如果乳腺炎术后伤口感染未得到有效控制，可能导致乳腺脓肿的形成。

2. 临床表现：术后伤口出现红肿、疼痛、分泌物增多，伤口周围皮温升高，有明显的压痛感，出现脓性分泌物或恶臭，伤口愈合延迟；伴有全身症状，如发热、寒战、白细胞计数升高等。

3. 防治要点。

1）预防措施：①术前预防性使用抗生素治疗，特别是对于免疫力低下的患者；②术中严格无菌操作，避免损伤正常的乳腺组织，减少感染的风险；③术中避免过度创伤或破坏乳腺组织，确保切口尽量小，并采取合适的止血措施。

2）治疗措施：若发生伤口感染或脓肿形成，应尽早进行清创处理，彻底清除感染源和坏死组织，并引流。

4. 护理要点。

1）并发症预警：

（1）观察伤口是否有红肿、渗液、脓性分泌物等感染迹象，若发现伤口红肿、发热、疼痛加重，应及时报告医生。

（2）若术后出现局部剧烈疼痛或波动感，应立即进行检查和处理，同时需要严密监测患者体温，若出现持续发热，尤其是高热，应警惕可能的感染扩散。

（3）注意全身感染症状，如寒战、乏力、食欲缺乏等，及时报告医生处理。

2）并发症护理。

（1）引流管护理：检查引流管是否通畅，确保脓液能够顺利排出，避免脓肿复发。保持引流管口清洁，防止管道折叠或堵塞。

（2）用药护理：指导患者遵医嘱按时服用或静脉滴注抗生素，确保药物浓度达到有效水平，防止细菌耐药。必要时可根据培养和药敏试验结果调整药物。

（3）生活护理：术后予以高蛋白、高维生素饮食，让患者保持充足的水分摄入，帮助体内毒素排出。保证充分的休息，避免过度劳累，增强机体的免疫力。

（4）疼痛管理：定期评估患者的疼痛程度，根据疼痛等级调整镇痛药物。局部应用温热敷可以帮助缓解术后乳房的疼痛和肿胀，增强血液循环，但要避免直接热敷于伤口部位。

（二）血肿

1. 原因：乳腺脓肿区域或腋窝部的淋巴结引流过程中，可能损伤淋巴管，导致淋巴液泄漏。若术后淋巴回流不畅，可能引起淋巴液积聚，从而形成淋巴漏。

2. 临床表现：术后伤口或引流管周围可能出现透明或乳白色液体渗出，长期或持续性渗出可导致液体积聚，形成局部水肿；同时伴随皮肤软组织的慢性炎症，导致局部肿胀或变硬。

3. 防治要点。

1）预防措施：①术中精细操作，严格止血，避免过度切除；②术后避免剧烈运动或提重物，防止增加局部血压导致血肿发生。

2）治疗措施：①可以通过冷敷来减少肿胀和止血，术后应保持患侧乳房抬高，促使血液回流，防止血肿扩大；②如果血肿较大或症状较重（如持续肿胀、剧烈压痛、血肿形成），可通过穿刺或手术引流。

4. 护理要点。

1）并发症预警：

（1）术后 24 小时内密切观察术区，观察是否有明显的肿胀、皮肤是否呈紫红色或青紫色，警惕血肿的发生。

（2）定时测量患者体温，若出现持续高热，需警惕血肿并发感染的可能。

2）并发症护理：

（1）保持术后患侧手臂或乳房稍微抬高，促进血液回流，减少血液积聚，降低血肿形成的可能性。

（2）药物管理：指导术后有血肿迹象的患者遵医嘱使用止血药物，帮助止血。如果患者有血肿并且有感染风险，及时使用抗生素治疗。

（3）引流管护理：定期检查引流管是否通畅，避免堵塞或回流不畅。确保积血和渗出物能够及时排出，防止积液导致血肿。

（4）健康教育：术后患者应避免剧烈运动和提重物，避免加重乳腺区域的压力，防止血肿扩大。定期随访，观察血肿的恢复情况，及时发现并处理复发的血肿。必要时可通过超声检查或触诊评估血肿的变化。

（三）脓肿复发

1. 原因：如果脓肿未完全引流，脓肿腔内残留感染源，可能导致复发。感染源未完全清除，或者术后未及时使用抗生素治疗，细菌可能继续繁殖，导致脓肿复发。

2. 临床表现：术后乳腺局部或原来脓肿的部位出现疼痛或肿块，局部可能再次有红肿、发热等感染症状。

3. 防治要点。

1）预防措施：①术前和术后应合理使用广谱抗生素，尤其是对高风险患者（如糖尿病患者、免疫抑制患者等）；②术中彻底清除乳腺脓腔内的脓液、坏死组织及坏死乳腺组织，避免残留感染源，降低术后复发的风险；③术中仔细止血，避免术后形成血肿或其他液体积聚。

2）治疗措施：①怀疑脓肿复发时，可通过超声、CT 或磁共振等检查确认脓肿的存在及范围；②对疑似脓肿的区域进行穿刺抽液，检查脓液性质，必要时行细菌培养，指导抗生素治疗；③对复发的脓肿进行穿刺引流，尽量避开重要血管和神经，确保引流通畅；④对于大范围脓肿或穿刺引流效果不佳的患者，需通过手术清创和引流，清除脓腔、坏死组织。

4. 护理要点。

1）并发症预警：密切观察患者术后恢复情况，特别是乳房局部的红肿、疼痛、硬结等，及时发现脓肿复发的迹象。

2）并发症护理。

（1）保持局部清洁：定期清洁手术部位，使用无菌技术换药，避免引起局部感染。清洁时要避免损伤周围组织，确保伤口清洁和干燥。

（2）药物治疗：指导患者遵医嘱继续使用抗生素治疗，控制感染。注意药物的使用时机和剂量，避免耐药性的产生。

（3）脓肿引流：若脓肿复发并形成积脓，应及时引导患者进行脓肿引流，减轻炎症和疼痛。对于有引流管的患者，要注意保持引流通畅。

（四）乳腺功能损害

1. 原因：术中切除过多的乳腺组织可能会影响乳腺的正常结构和功能，导致乳腺功能受损。手术操作不当损伤乳腺导管，影响乳汁的排出。

2. 临床表现：术后乳汁分泌量减少，甚至乳腺功能丧失。乳头溢乳或乳汁排出困难，影响哺乳功能。长期乳腺功能损害可能导致乳腺组织萎缩，哺乳困难。

3. 防治要点。

1）预防措施：①术后要确保乳腺通畅，鼓励哺乳或乳汁排出，避免乳腺导管堵塞，防止乳腺炎症复发；②术后要按时使用抗生素，并密切观察患者病情变化。

2）治疗措施：①在乳腺功能损害明显时，可使用激素类药物来改善乳腺功能，促进乳腺恢复；②物理治疗如低温热敷和超声波治疗可以缓解乳腺的水肿和炎症；③康复训练可以帮助恢复乳腺的正常分泌功能。

4. 护理要点。

1）并发症预警。

（1）监测病情变化：密切观察患者术后乳腺区域的恢复情况，检查乳腺是否有红肿、硬结、疼痛或分泌物等异常情况。

（2）对于哺乳期的患者，鼓励哺乳或适时排乳，避免乳腺导管堵塞或乳腺水肿，帮助恢复乳腺功能。适当按摩乳腺，促进乳腺分泌并缓解肿胀。

（3）保持乳房干燥、清洁，避免细菌感染。使用无菌技术换药，避免感染扩散。

2）并发症护理。

（1）药物管理：若出现乳腺功能障碍或激素分泌异常，遵医嘱进行激素治疗。

（2）物理治疗：适当进行物理治疗，如低温热敷、超声波治疗等，帮助缓解乳腺的炎症和水肿，促进乳腺恢复。

（3）健康教育：定期安排患者复查，监控乳腺功能恢复情况，及时发现潜在问题并进行干预。避免术后局部乳腺的过度压迫或摩擦，哺乳时避免错误的姿势导致乳腺进一步损伤。

（五）乳腺后脓肿

1. 原因：乳腺脓肿未及时引流，感染可能向乳腺和胸肌间的疏松组织扩散，形成乳腺后脓肿。

2. 临床表现：乳腺后脓肿常表现为持续的胸部疼痛，尤其在体位改变时症状加剧，还可能出现胸壁压痛，或触及深部肿块。

3. 防治要点。

1）预防措施：①在急性乳腺炎的初期，尽早使用抗生素治疗，控制感染，避免炎症蔓延至乳腺深部，引发乳腺后脓肿；②术后要确保乳腺导管通畅，避免乳汁积聚，减少乳腺后脓肿发生的风险。

2）治疗措施：①根据脓液培养结果选择适合的抗生素治疗；②对于已经形成脓肿的患者，应及时通过穿刺或手术切开引流，以减少脓肿的压迫和继发感染的风险。

4. 护理要点：

1）并发症预警。

（1）定期检查乳腺局部是否有红肿、硬结、疼痛加重等迹象，及时发现脓肿形成的早期症状。

（2）监测患者的体温变化，出现持续高热或反复发热等，可能是感染复发的标志。

（3）术后要帮助患者保持乳腺导管通畅，促进乳汁排出，避免乳腺再次发生堵塞和积乳。

2）并发症护理。

（1）伤口护理：术后伤口应保持清洁、干燥，换药时使用无菌技术，定期更换敷料，避免细菌感染。

（2）保持引流通畅：确保脓液引流彻底，观察并记录引流液的颜色、量及性状变化。

（3）药物管理：根据医嘱继续使用抗生素治疗感染，治疗方案应根据脓液培养结果调整。

（4）定期随访：指导患者定期复查，尤其是乳腺区域的影像学检查，确保脓肿完全治愈，避免复发。

七、治疗预后评价

急性乳腺炎手术治疗的短期和长期预后总体良好，术后大多数患者于1~2周恢复，1~3个月乳房外观可恢复正常，术后乳房护理、抗生素治疗和随访是防止复发的关键。对于乳腺瘘管患者，术后需长期随访，以降低复发风险，提高生活质量。

第二节　乳腺囊性增生病

一、概述

乳腺囊性增生病（breast cystic hyperplasia）亦称乳腺病或乳腺小叶增生症，常见于30~50岁中年女性。其良性增生可发生在乳腺导管周围，并伴有不同大小的囊肿形成；也可表现为不同程度的乳腺导管内乳管囊性扩张；此外，还可发生在小叶实质中，主要表现为乳管及腺泡上皮的增生。

二、病因及发病机制

女性激素尤其是雌激素与孕激素的比例失调，导致乳腺实质过度增生和修复不完全；或部分乳腺实质中女性激素受体的质量和数量异常，致使乳腺各部分增生的程度不均。

三、病理分类

（一）纤维囊性变

纤维囊性变为乳腺囊性增生病的常见类型，表现为乳腺内出现多个大小不一的囊肿，同时伴有纤维组织增生。囊肿内含有不同颜色的液体，常为淡黄色或棕褐色。

（二）小叶增生

乳腺小叶的腺泡上皮增生，可能导致小叶结构的扩张，可能与乳腺癌的发病风险增加相关。

（三）导管内增生

乳腺导管内的上皮细胞增生，可能伴随乳管囊性扩张。导管内增生可能表现为不同程度的乳头状增生，有时会影响乳腺的正常结构。

（四）乳腺上皮增生

乳腺上皮增生为乳管和小叶内上皮的增生。增生的组织可能有不同程度的结构改变，通常伴随囊性变化。

（五）囊性乳腺病变

乳腺组织内形成多个囊肿，囊肿的大小不一，液体成分各异。部分患者可能出现单一的囊性病变，或者多个囊肿并发。

四、临床表现

（一）症状

主要表现为单侧或双侧乳房胀痛，具有周期性。疼痛与月经周期有关，常表现为月经前疼痛加重，月经来潮后减轻或消失，但严重者整个月经周期都有疼痛。

（二）体征

查体可见单侧或双侧乳腺中出现大小不一、质地韧但不硬的单个或多个结节，触诊时可能有压痛，且肿块与周围乳腺组织分界不明显，但与皮肤无粘连。也可表现为乳腺的弥漫性增厚。少数患者可有乳头溢液，呈黄绿色、血性或无色浆液。

五、外科治疗

（一）手术指征

手术指征：①症状严重，药物治疗无效；②怀疑乳腺恶性肿瘤，通过手术切除可进一步进行病理学检查；③大范围囊肿或反复复发的囊肿；④囊肿引起明显的乳腺外形改变或影响乳房外观；⑤伴有严重并发症如感染、出血等，且症状无法通过保守治疗控制。

（二）常见术式

1. 囊肿切除术：适用于单一或多个较大囊肿的患者，通过切除乳腺内的囊肿来缓解症状。

2. 乳腺部分切除术：当乳腺囊性增生表现为多发囊肿，或乳腺内有广泛的纤维囊性变、导管内增生等病变时，需进行部分乳腺切除。乳腺部分切除术适用于囊肿大且无法通过单纯囊肿切除解决的患者。

3. 导管扩张术：由乳管囊性扩张导致的增生，需通过导管扩张术来清除导管内的病变，缓解乳腺的痛感和不适，即通过切除扩张的乳管部分来改善乳腺结构。

4. 乳腺囊性病变局部切除术：若乳腺囊性增生伴随较大的或影响乳房外形的囊性病变，可进行局部切除，即仅切除病变区域，尽量保留周围正常的乳腺组织。

5. 穿刺引流术：对于部分液体囊肿，可通过穿刺引流术抽取囊肿内的液体，缓解症状。穿刺引流术适用于较小、可穿刺的囊肿，且囊肿不会过于频繁复发。

六、手术并发症及护理

（一）囊肿复发

1. 原因：囊肿如果未完全切除或未能消除病因（如激素水平不稳定），可能会再次形成；也可能由局部未充分清理病变组织导致复发。

2. 临床表现：术后部分患者可能出现乳腺处肿块复发的情况，可能伴有局部胀痛。

3. 防治要点。

1) 预防措施：囊肿复发往往与体内激素水平失衡有关，尤其是雌激素过多。可以通过激素水平的监测和调整，减少囊肿的复发。术后需要定期进行乳腺超声检查，及早发现复发的迹象。及时检测乳腺内的囊肿变化，确保早期发现并处理复发情况。

2) 治疗措施：复发的囊肿若引起严重不适或影响乳房外形需再次手术切除；部分液体囊肿可通过穿刺引流术抽取囊肿内的液体缓解症状；对于一些小型或不引起明显症状的复发性囊肿，非手术治疗方法（如药物调节、激素治疗等）可控制症状并减少复发的可能性。

4. 护理要点:

1) 并发症预警。

(1) 定期监测激素水平,尤其是雌激素和孕激素水平。根据医嘱使用激素药物调节,如口服避孕药、孕激素等,减少激素失衡带来的囊肿复发风险。

(2) 定期自查乳房:教会患者定期进行乳房自我检查,注意乳房是否有异常肿块、疼痛或分泌物等,及时发现并报告任何异常变化,便于早期干预。

2) 并发症护理。

(1) 活动与休息:术后恢复期内,患者应避免剧烈运动或提重物,以防引起术后出血或影响恢复。患者可以进行轻度活动,促进血液循环。

(2) 伤口护理:保持手术切口清洁、干燥,定期更换敷料,观察是否有感染、渗液或红肿等异常情况。

(3) 疼痛管理:指导患者遵医嘱使用镇痛药物来缓解术后的疼痛和不适。避免自行使用镇痛药物,以免引起不良反应或影响恢复。

(4) 定期复查:根据医生的建议指导患者定期进行乳腺超声检查、乳腺 X 线检查等,及早发现可能的囊肿复发,并及时处理。

(二) 乳头变化或分泌异常

1. 原因:术中涉及乳腺导管影响乳腺的排泄功能;局部的乳管受损或发生炎症反应,导致乳头分泌变化。

2. 临床表现:术后可能出现乳头部位疼痛、分泌物增多或乳头变形等症状。

3. 防治要点。

1) 预防措施:①术后乳房区域应避免摩擦、压迫等不必要的刺激,减轻乳头区域的负担;②保持术后伤口清洁、干燥,按时更换敷料,避免细菌感染的发生。

2) 治疗措施:①轻微的乳头分泌异常可以通过局部温热敷、按摩等方法缓解。②如果乳头分泌异常较为严重或持续,应遵医嘱进行相关检查,明确是否由乳腺炎、导管扩张等问题导致。③如果乳头分泌异常持续存在,且伴随乳腺功能障碍或乳腺组织严重改变,需通过局部切除或导管扩张术清除病变组织。

4. 护理要点:

1) 并发症预警。

(1) 定期检查:定期检查乳头是否有分泌物、外形变化(如乳头凹陷、变硬、肿胀等)以及疼痛,若发现异常应及时通知医生。

(2) 预防感染:术后需保持乳房手术部位清洁、干燥,按时更换敷料,避免伤口感染;避免摩擦或按压手术部位,避免穿戴过紧的衣物或内衣,避免使用刺激性强的化学物品,特别是在乳头区域。

(3) 激素水平监测:术后激素水平波动可能会影响乳头分泌。定期监测激素水平,根据医生的建议调整相关药物。

2) 并发症护理。

(1) 缓解不适:对于轻微的乳头不适或分泌异常,适当温热敷可以缓解乳腺胀痛和不适。使用温水浸湿的毛巾或热水袋进行局部热敷，没有感染或出血的情况下可以轻柔地按摩乳房，帮助疏通乳腺管，缓解乳腺充血和不适。

（2）心理护理：术后乳头变化或分泌异常可能引发患者的焦虑、担忧。护士应提供适当的心理疏导，帮助患者正确认识术后恢复的过程，减轻情绪负担。

（3）生活指导：保持健康的饮食和作息，避免熬夜；保持均衡的饮食，避免过量摄入含咖啡因或刺激性食物；保证充足的睡眠，维持内分泌平衡。

七、治疗预后评价

乳腺囊性增生病是良性疾病，手术治疗预后总体良好，术后大多数患者于1~2周恢复，3~6个月乳房外观正常，术后调节激素水平、定期随访可减少复发。对于复发性或不典型增生患者，术后需长期监测。

第三节　乳腺癌

一、概述

乳腺癌（breast cancer）是一种起源于乳腺组织的恶性肿瘤，通常发生在乳腺的导管（称为导管癌）或小叶（称为小叶癌），已成为全球最常见的恶性肿瘤之一。

二、病因及发病机制

（一）激素水平

乳腺是多种内分泌激素的靶器官，其中雌酮和雌二醇与乳腺癌的发生密切相关。研究表明，月经初潮年龄较早、绝经年龄较晚、不孕以及初产年龄较晚均与乳腺癌的发病风险增加相关。

（二）遗传因素

若直系亲属中有乳腺癌病史者，发病风险会显著增加。

（三）生活方式

营养过剩、肥胖、高脂饮食及缺乏运动可导致雌激素水平升高，从而增加发病风险。长期大量饮酒和吸烟可能与乳腺癌的发病风险增加相关。

（四）环境因素

接受过胸部放疗（尤其是在年轻时）的人群，乳腺癌的发病风险显著增加。某些化学物质，如环境污染物、农药、某些工业化学品等，可能会增加乳腺癌的发病风险。

（五）年龄

随着年龄的增长，乳腺癌的发病率逐渐上升，尤其是 50 岁以上的女性。

（六）既往乳腺疾病史

患乳腺良性疾病（如乳腺增生或乳腺导管内瘤等病史）的女性，患乳腺癌的风险较高。此外，曾患过乳腺癌的女性再次患癌的风险也较高。

三、病理分类

乳腺癌分期方法很多，现多数采用国际抗癌协会建议的 TNM 分期法。乳腺癌 TNM 分期法见表 3－3－1。

表 3－3－1　乳腺癌 TNM 分期法

T	N	M
T_0：原发癌瘤未查出	N_0：同侧腋窝无肿大淋巴结	M_0：无远处转移
T_{is}：原位癌（非浸润性癌及未查到肿块的乳头湿疹样乳腺癌）	—	—
T_1：癌瘤直径≤2cm	N_1：同侧腋窝有肿大淋巴结，可推动	M_1：有远处转移
T_2：2cm<癌瘤直径≤5cm	N_2：同侧腋窝肿大淋巴结彼此融合，或与周围组织粘连	—
T_3：癌瘤直径>5cm	N_3：有同侧胸骨旁淋巴结转移，或有同侧锁骨上淋巴结转移	—
T_4：任何尺寸的肿瘤伴有胸壁或皮肤侵犯	—	—

根据以上情况进行组合，乳腺癌可以分为以下各期，见表 3－3－2。

表 3－3－2　乳腺癌分期

分期	描述
0 期	$T_{is} N_0 M_0$
Ⅰ 期	$T_1 N_0 M_0$
Ⅱ 期	$T_{0\sim1} N_1 M_0$，$T_2 N_{0\sim1} M_0$，$T_3 N_0 M_0$
Ⅲ 期	$T_{0\sim2} N_2 M_0$，$T_3 N_{1\sim2} M_0$，T_4任何 NM_0，任何 $TN_3 M_0$
Ⅳ 期	包括 M_1 的任何 TN

四、临床表现

（一）症状

乳腺癌的常见症状之一是在乳房内发现肿块。这些肿块通常单发、无痛、质地坚硬，且与周围乳腺组织固定，不易活动。部分患者的第一症状是乳头血性溢液。乳房的皮肤可能出现变化，如变红、发热、增厚或呈现橘皮样外观。乳腺癌可能会扩散到腋下淋巴结，导致腋下出现肿大、坚硬或无痛的淋巴结。乳腺癌是全身性疾病，早期即可出现血行转移，癌细胞可直接侵入血液循环而致远处转移，常见的有骨、肺、肝转移，可导致相应的症状。

（二）体征

1. 乳房肿块：在乳房或腋下触及质硬、无痛或轻微疼痛的肿块是乳腺癌最常见的体征。肿块通常不规则，边界不清晰，可能与周围乳腺组织固定，不易活动。

2. 皮肤改变：当肿瘤继续增大，堵塞皮下淋巴管时，会引起淋巴回流障碍，导致真皮水肿，皮肤呈橘皮样改变。

3. 乳头变化：随着肿瘤增大，若累及 Cooper 韧带使其缩短，则会导致肿瘤表面皮肤凹陷，即"酒窝征"；若邻近乳头乳晕，侵入乳管使之缩短，可把乳头牵向一侧引起乳头凹陷；乳头分泌液体，尤其是血性、脓性分泌物，可能提示乳腺癌。

4. 淋巴转移：癌细胞扩散至腋下淋巴结，腋下可触及肿大、坚硬或无痛的淋巴结。腋下淋巴结肿大是乳腺癌转移的一个重要体征。

5. 晚期体征：随着病情进展，癌细胞可侵入胸肌筋膜、胸肌，以致肿块固定于胸壁而不易推动，呈盔甲样。癌细胞沿皮下淋巴网广泛扩散到乳房及其周围皮肤，形成小结节，称为卫星结节。有时皮肤破溃形成溃疡，常伴恶臭，容易出血，或向外生长形成菜花样肿瘤。

五、外科治疗

（一）手术指征

乳腺癌手术适用于早期乳腺癌患者。乳腺癌手术治疗的适应证为 TNM 分期为 0 期、Ⅰ期、Ⅱ期，以及部分Ⅲ期而无手术禁忌证的患者。对全身情况差、有严重疾病、年老体弱不能耐受手术者禁忌手术。

（二）常见术式

1. 保留乳房的乳腺癌切除术：又称保乳手术，适用于临床Ⅰ期、Ⅱ期，仅切除乳腺中的肿瘤及周围一定范围的正常组织，同时尽可能保留乳房的外形。对于无法获得阴性切缘的患者，禁忌施行该手术。原发灶切除范围应包括肿瘤及周围 1~2cm 的组织。

2. 乳腺癌根治术和乳腺癌扩大根治术：前者是一种传统的乳腺癌手术，手术不仅切除乳腺组织，还会广泛切除腋窝淋巴结、胸大肌及其附着的部分组织；后者在此基础上再切除胸廓内动脉、静脉及其周围淋巴结。这两种术式在过去是治疗乳腺癌的标准方法，现已少用。

3. 乳腺癌改良根治术：①Patey 手术，保留胸大肌，切除胸小肌，并进行腋窝淋巴结清扫；②Auchincloss 手术，保留胸大肌、胸小肌，清扫腋上组淋巴结以外的各组淋巴结。术后外观效果较好，目前已成为常用的手术方式。

4. 前哨淋巴结活检术和腋窝淋巴结清扫术：对于临床腋窝淋巴结阳性的患者，需行腋窝淋巴结清扫术；而对于临床腋窝淋巴结阴性的患者，通常先行前哨淋巴结活检术。根据前哨淋巴结的病理结果判断是否存在肿瘤转移，若前哨淋巴结阴性，则不需进行腋窝淋巴结清扫。

5. 全乳房切除术：切除整个乳腺组织，包括乳腺、乳头、乳晕以及部分周围的脂肪和结缔组织，适用于原位癌、微小癌及年老体弱不宜行根治术的患者。

6. 乳腺癌根治术后乳房重建术：按照重建的时机，乳房重建可分为即刻重建和延期重建。前者是在行乳腺癌根治术的同时进行乳房重建，患者在同一次手术中完成乳腺切除和乳房重建。后者适用于需要进一步治疗的患者，或对即刻重建不适应的患者。

六、手术并发症及护理

（一）出血

1. 原因：①手术过程中处理不当，未能完全止血；②肌肉残端出血；③引流管放置不当，损伤血管；④患者有血小板减少等凝血机制障碍性疾病，或年龄大且合并高血压、动脉硬化症、糖尿病等基础疾病，或应用阿司匹林等抗凝药，术后较易发生创口渗血。

2. 临床表现：早期表现为引流管中血性液体增多。若出血量较大，血液凝结成血块堵塞引流管，则大量血液积于皮下，使手术区皮瓣呈紫蓝色，皮瓣明显隆起，伤口有渗血，触诊可呈波动感或触及实性血凝块。严重者可发生失血性休克。

3. 防治要点。

1) 预防措施：①术中止血要彻底，对于术野中小的出血点应仔细进行电凝止血，对糖尿病患者手术时更应注意；②较大血管结扎要牢靠，以免术后结扎线脱落引起出血；③术前有凝血机制障碍者，如长期应用阿司匹林等药物，术前需停药 1 周，避免出血。

2) 治疗措施：①若出血量少，可对术野适当加压包扎止血；②若出血量较大且不能控制或皮下有大量血液积存，应立即拆开切口，清除积血，找到出血点予以电凝或结扎止血；③若出现失血性休克，应迅速补充血容量，对症处理。

4. 护理要点：

1) 并发症预警。

（1）术后应密切监测患者生命体征。若出现血压下降、脉搏加快、面色苍白等症状，需高度警惕出血的可能；同时需观察患者尿量的变化，尿量减少可能提示低血容量。

（2）检查手术切口是否有出血或血肿形成，确保伤口清洁、干燥。密切观察手术部位是否有肿胀，如果肿胀明显且伴有压痛，可能是血肿形成的征兆。通过触诊或影像学检查早期识别血肿并及时处理。

2）并发症护理。

（1）止血：根据医嘱给予患者止血药物；若患者出现低血容量，应遵医嘱补液，以维持血容量和循环稳定。

（2）休息与体位：患者术后应卧床休息，避免剧烈活动，防止术后伤口撕裂和加重出血或血肿；适当抬高上肢有助于减少淋巴液积聚和血肿形成。

（3）心理护理：患者术后常常面临心理压力，特别是术后出现出血和血肿时，可能加剧患者的焦虑。护士应给予适当的心理支持，缓解患者的焦虑、紧张。告知患者及家属出血和血肿的预防及早期识别方法，让其了解与配合护理，以提高治疗效果。

（二）切口感染

1. 原因：①皮下积液、积血引流不畅，易继发细菌感染；②术后伤口引流管护理不当，易引起细菌逆行感染；③全身因素，如高龄、营养状况差、免疫力低下及合并严重贫血、糖尿病等基础疾病，也易引起切口感染。

2. 临床表现：局部表现为红、肿、热、痛，伤口引流量增加，引流液浑浊，可伴有发热、外周血白细胞计数升高等全身表现。

3. 防治要点：参见本章第一节急性乳腺炎手术并发症及护理的相关内容。

4. 护理要点：参见本章第一节急性乳腺炎手术并发症及护理的相关内容。

（三）腋窝血管、神经损伤

1. 原因：腋窝淋巴结清扫是乳腺癌手术的重要内容，清扫范围主要在腋静脉水平以下，可能会损伤腋静脉、胸背神经、胸长神经、胸内外侧神经、肋间臂神经等。

2. 临床表现：①腋静脉损伤可表现为出血；②胸背神经损伤可引起背阔肌萎缩及上肢内收、内旋功能轻度减弱；③胸长神经损伤可导致前锯肌萎缩，肩胛骨不稳定，呈翼状肩畸形；④胸外侧神经、胸内侧神经损伤可引起胸大肌、胸小肌萎缩，胸壁塌陷；⑤肋间臂神经损伤可导致腋部无汗和皮肤麻木。

3. 防治要点。

1）预防措施：术中仔细解剖、小心操作、仔细锐性分离，避免损伤血管及神经。

2）治疗措施：①若腋静脉出血，可用纱布压迫止血，并用无损伤血管缝线修补；②在康复治疗师的指导下进行神经康复训练。

4. 护理要点：

1）并发症预警。

（1）监测神经功能：评估手术区域是否有神经损伤的表现，尤其是在腋窝、上肢和肩部。通过对患肢的感觉测试、运动功能检查等，及时发现神经损伤的迹象。

（2）肢体活动范围评估：观察患者术后上肢活动范围是否受限，是否出现相应神经损伤导致的活动障碍。及时报告医生处理。

2）并发症护理。

（1）患肢抬高：平卧时在患肢下方垫枕，将患肢抬高 10°～15°，保持肘关节轻度屈曲；半卧位时，将肘部屈曲 90°，将患肢放置于胸腹部；下床活动时，可使用吊带托住患肢或用健侧手将患肢抬高于胸前，避免患肢长时间下垂。

（2）活动：术后避免任何形式的过度牵拉和压迫可能受损的神经，指导患者活动时注意安全，避免患肢过度活动。

（3）神经康复训练：若出现神经功能障碍，应在康复治疗师的指导下进行适当的康复训练，逐渐恢复神经功能。

（4）心理护理：若术后出现血管和神经损伤，可能给患者造成心理压力。提供必要的心理支持，帮助患者接受可能的恢复过程，鼓励患者积极配合治疗。

（5）持续康复：如果术后血管和神经损伤较为严重，患者可能需要长期的康复治疗。通过长期的运动训练，帮助患者维持受损区域的功能，避免血管和神经损伤引起的长期不良后果。

（四）皮下积液

1. 原因：①手术创面大，术中止血不彻底，或术后电凝焦痂脱落，导致术后创面较多渗血；②乳房淋巴管被广泛切断，术后淋巴回流不畅，导致大量淋巴液漏出，形成积液；③引流不畅，包括引流管过细、质地太软、位置放置不当或堵塞等，此外还包括术后加压包扎过紧压迫引流管；④无效腔形成，包括游离范围大，形成皮下巨大的潜在无效腔，皮瓣保留过多导致皮瓣与胸壁贴合不紧密，胸壁呼吸运动影响皮瓣与胸壁粘连；⑤电刀使用不当使皮瓣缺血，从而不能有效地封闭淋巴管，导致淋巴液漏出增多。

2. 临床表现：早期小范围积液表现为积液部位肿胀，伴有波动感，若有血性积液，皮肤呈青紫色，伴有感染者，局部可出现红、肿、热、痛等表现。术后早期大量皮下积液，可能会影响皮瓣血供，引起皮瓣坏死，使切口愈合延迟。

3. 防治要点。

1）预防措施：①术中止血彻底，减少术后出血；②进行腋窝淋巴结清扫时，应精细操作，减少术后淋巴液的漏出；③保持有效引流，避免细菌逆行感染；④伤口加压包扎不能过紧，以免压迫引流管；⑤加强术后早期伤口管理，减少伤口感染的发生。

2）治疗措施：①保持引流通畅，伤口适当加压包扎，必要时更换引流管；②皮下积液<20mL 可自行吸收，若皮下积液≥20mL 可进行穿刺抽吸，再进行伤口加压包扎；③对于顽固性皮下积液患者，可将四环素 1g 溶于生理盐水 20mL 中，注入积液区。

4. 护理要点：

1）并发症预警。

（1）密切观察：如果手术部位出现明显的肿胀或不对称，应考虑皮下积液的形成，可通过轻轻按压检查区域，评估有无波动感。早期识别皮下积液的发生，并及时通知医生进行进一步评估。

（2）保持水电解质平衡：在术后早期，应确保患者维持适当的水电解质平衡，避免脱水或电解质紊乱，避免液体过度摄入导致水肿。

2）并发症护理。

（1）促进淋巴回流：指导患者抬高上肢，促进淋巴回流，减少积液积聚。鼓励患者在术后进行适当的活动，避免过度压迫，以免影响淋巴液的正常流动。

（2）穿戴压力衣物：指导患者穿戴合适的压力衣物，帮助减少上肢淋巴液的积聚，并促进回流。

（3）引流护理：保持引流通畅，观察和记录引流液的颜色、性状和量，及时更换引流袋，确保引流袋挂放位置合适，避免逆行感染。

（4）药物管理：积液较多且造成不适的患者遵医嘱使用利尿剂来帮助排出体内的多余液体。如果皮下积液伴有炎症反应，患者遵医嘱使用抗生素来减轻症状。

（5）健康教育：向患者及家属普及皮下积液的相关知识，指导患者定期复查，检查切口愈合情况以及是否有皮下积液的迹象，指导患者避免过度劳累和过度使用患肢，同时鼓励适当的肩膀和上肢运动，促进淋巴回流。

（五）皮瓣坏死

1. 原因：皮瓣血供障碍。切口张力过大、皮瓣游离不当、术后加压包扎过紧、皮下积液、切口感染、肥胖及糖尿病的患者均易发生皮瓣坏死。

2. 临床表现：表皮坏死，术后 24 小时内出现表皮红肿、光亮，随后表皮坏死，与真皮层分离，形成水疱，最后渗液逐渐被吸收，表皮变成黑色干痂。全层皮瓣坏死，皮瓣严重缺血，表现为皮瓣苍白，皮肤弹性差，出现水肿或青紫。随着病情进展，坏死区域与周围正常皮肤的界限逐渐清晰，坏死区发黑，周围皮肤红肿。

3. 防治要点。

1）预防措施：①尽量选择横切口，保护皮瓣血供；②游离皮瓣不能太薄，要平滑、厚度均匀；③避免切口张力过大，适当加压包扎，防止切口感染；④糖尿病患者控制血糖在正常范围内，纠正术后缺氧、低循环状态。

2）治疗措施：①若出现小范围全层坏死，不需清创处理，可用 75% 乙醇纱布湿敷，待其干燥、自然脱落，创面即可愈合；②若出现大范围全层坏死，必须及时切除坏死组织，创面用生理盐水、抗生素或碘伏纱布湿敷数天，待肉芽组织生长良好后，给予皮片移植。

4. 护理要点：

1）并发症预警。

（1）观察皮瓣血液循环：观察皮瓣的颜色及创面愈合情况，若皮瓣颜色变苍白、紫蓝或发黑，提示血液循环欠佳，可能出现皮瓣坏死，应立即报告医生进行处理。

（2）观察患侧上肢远端血液循环：若出现手指发麻、皮肤发绀、皮温下降，无法扪及动脉搏动，应及时调整绷带的松紧度，预防皮瓣坏死。

（3）保持皮瓣区域清洁、干燥：避免细菌感染，同时避免使用刺激性强的清洁剂或过度摩擦皮瓣区域。

2）并发症护理：术后早期使用抗生素可有效预防或治疗局部感染，减少皮瓣坏死的风险；术后疼痛的患者可遵医嘱使用镇痛药物；对于皮瓣部位的轻微坏死或损伤，可使用银离子敷料、抗生素软膏等促进愈合。

3）心理护理：患者可因皮瓣坏死而感到焦虑、恐惧或沮丧。护士应给予患者适当的心理支持，解释治疗方案和预期结果，减轻其心理焦虑和紧张。

（六）瘢痕挛缩及上肢活动受限

1. 原因：瘢痕体质、切口进入腋窝、皮瓣坏死、术后肩关节活动过晚、术后放疗、切口感染、皮下积液等都可能引起腋窝纤维化，影响肩关节功能。

2. 临床表现：瘢痕跨越肩关节进入腋窝，肩关节或腋窝皮肤受瘢痕牵拉，导致肩关节功能受限，上肢外展和上举受限。严重者可能导致肩关节挛缩，肩部肌肉萎缩，出现"冰冻肩"。

3. 防治要点。

1）预防措施：①切口外侧端勿延伸进入腋窝，不要跨越肩关节；②腋窝皮瓣游离不要太薄，可以稍厚，可以防止皮瓣坏死引起瘢痕性愈合；③进行正确的肩关节运动。

2）治疗措施：①如切口进入腋窝，形成瘢痕，限制肩关节运动，可采用"Z"形成形术，以改变腋窝瘢痕的方向；②如腋窝瘢痕严重挛缩，应切除瘢痕，行中厚皮片移植。

4. 护理要点。

1）并发症预警：

（1）术后指导患者进行患侧功能锻炼，术后 24 小时内开始伸指、握拳等锻炼。

（2）术后 1~3 天进行上肢肌肉等长收缩练习，如上肢的屈肘、伸臂等运动。

（3）术后 4~7 天鼓励患者用患侧手进行洗脸、刷牙、进食等日常活动。

（4）术后 1~2 周开始进行肩部前后摆臂练习。

（5）术后约 10 天进行屈伸患侧肘关节练习、手指爬墙练习、梳头练习等。密切观察患肢活动有无受限。

2）并发症护理：

（1）严重皮瓣坏死的患者术后 2 周内应避免进行大幅度运动。

（2）植皮或背阔肌皮瓣乳房重建术后的患者应推迟进行肩关节运动。

（3）若已形成瘢痕挛缩及上肢活动受限，应在康复医师的指导下进行积极、系统的康复训练。

七、治疗预后评价

乳腺癌手术治疗预后总体良好，术后规范的放疗、化疗、靶向治疗及激素治疗可大幅降低复发率，提高长期生存率。乳腺癌手术治疗的预后受到许多因素的影响，尤其是肿瘤的分期、病理类型、患者的年龄和整体健康状况等。早期乳腺癌的生存率较高，局部晚期乳腺癌的预后较差，而转移性乳腺癌的生存期较短，通过及时的手术治疗和综合治疗，患者的生存率显著提高。

参考文献

［1］ 中国抗癌协会乳腺癌专业委员会，中华医学会肿瘤学分会乳腺肿瘤学组. 中国抗癌协会乳腺癌诊治指南与规范（2024 年版）［J］. 中国癌症杂志，2023，33（12）：1092－1187.

［2］ 中国抗癌协会乳腺癌专业委员会. 中国乳腺癌筛查与早期诊断指南［J］. 中国癌症杂志，2022，32（4）：363－372.

［3］ LOIBL S，ANDRE F，BACHELOT T，et al. Early breast cancer：ESMO Clinical Practice Guideline for diagnosis，treatment and follow－up［J］. Ann Oncol，2024，35（2）：159－182.

第四章 胃十二指肠疾病手术及并发症的护理

胃十二指肠疾病是消化内科的常见病，主要包括胃炎、十二指肠炎、胃溃疡、十二指肠溃疡、胃癌等。这些疾病的发生多与胃酸分泌异常、幽门螺杆菌（helicobacter pylori，HP）感染、饮食不规律等因素有关。这些疾病不仅影响胃肠道功能，还会导致酸碱平衡失调、休克、感染、消瘦等。手术在治疗相应疾病的同时会导致胃肠道本身功能的改变和机体内环境紊乱，可引起多种并发症。重视患者全身状况的评估，给予合理的支持治疗，加强并发症的预防、观察和护理是患者康复的关键。

第一节 胃十二指肠溃疡

一、概述

胃十二指肠溃疡又称消化性溃疡，是指胃肠道黏膜被胃酸或胃蛋白酶自身消化而引起溃疡的一类疾病，是消化内科的常见病种之一。病变穿透黏膜肌层或达更深层次。消化性溃疡可发生在任何年龄段，男性发病率高于女性。近年来，随着阿司匹林等药物的应用增多，老年人胃十二指肠溃疡发病率有所提高。胃十二指肠溃疡经内科治疗后大部分预后良好，症状反复者需手术治疗。

二、病因与发病机制

（一）胃酸和胃蛋白酶分泌增多

十二指肠溃疡患者胃酸分泌明显增加，而胃溃疡患者胃酸分泌大多正常甚至低于正常值。正常人胃黏膜约有 10 亿壁细胞，每小时泌酸约 22mmol。十二指肠溃疡患者壁细胞总数平均为 19 亿，每小时泌酸约 42mmol，比正常人高 1 倍左右。个体之间壁细胞数量存在很大差异，患者和正常人的壁细胞数量存在一定的重叠。胃蛋白酶是消化性溃疡的另一个重要因素，其活性依赖于胃液的 pH 值，pH 值为 2~3 时，胃蛋白酶原易被激活；pH 值>4 时，胃蛋白酶失活。因此，抑制胃酸可同时抑制胃蛋白酶的活性。

（二）幽门螺杆菌感染

幽门螺杆菌是重要的致病因素。胃溃疡人群的幽门螺杆菌阳性率约为 50%，十二指肠溃疡人群的幽门螺杆菌阳性率为 60%~90%。幽门螺杆菌阳性率高的人群，胃十二指肠溃疡的患病率也较高。根除幽门螺杆菌有助于胃十二指肠溃疡的愈合及显著降低溃疡复发率。

（三）药物因素

NSAIDs 会损坏胃十二指肠黏膜，导致黏膜屏障作用减弱或者消失，使黏膜被酸、蛋白酶等腐蚀。长期刺激黏膜，会使黏膜功能降低，易被侵袭。此外，糖皮质激素等药物也可能导致溃疡的发生。

（四）不良生活习惯

不按时吃饭、大量饮酒、长期吸烟、喜食酸辣食物等不良生活习惯，可能诱发溃疡。

（五）精神因素

精神压力大、工作和学习压力大、长期精神高度紧张，容易导致胃十二指肠溃疡。

（六）遗传因素

遗传因素对该病的发生也起着比较重要的作用。如果家族中有人患有该病，家族其他成员的发病率比一般人群高。

（七）其他因素

手术、外伤、脑外伤、烧伤等重大应激事件，可能导致胃十二指肠溃疡的发生。此外，胃及十二指肠运动异常，如胃排空过快易导致十二指肠酸负荷大，而胃溃疡患者排空延迟，使十二指肠液回流到胃，加重胃黏膜损伤，也可能诱发本病。

三、病理分类

病理上主要表现为胃肠道黏膜的炎性缺损，通常与胃液的胃酸和胃蛋白酶的消化作用有关。根据溃疡发生的部位和病理特点，胃十二指肠溃疡可以分为以下几种类型。

（一）十二指肠溃疡

十二指肠溃疡多见于青壮年，夜间痛是其主要特点，极少发生癌变。十二指肠溃疡穿过黏膜肌层，深度可以达到黏膜下层。根据病理表现，十二指肠溃疡在临床上可分为糜烂、急性溃疡、慢性溃疡三个层级。

1. 糜烂：十二指肠溃疡比较轻的一种类型，溃疡局限于黏膜浅层，没有达到黏膜层和肌层。

2. 急性溃疡：溃疡穿过了黏膜肌层，且深度可以达到黏膜下层。

3. 慢性溃疡：有 15% 左右的十二指肠溃疡，同时可以伴发胃溃疡的表现，溃疡的程度比较深。

（二）胃溃疡

胃溃疡较十二指肠溃疡少发，多见于中老年人，餐后痛是其主要特点，可发生癌变。胃溃疡通常发生在餐后半小时至一小时之内，疼痛位于胸骨下方的中上腹部，有时会向背部放射。

（三）十二指肠球后溃疡

发生在环行皱襞的移行部至十二指肠壶腹以上的十二指肠降段的溃疡，称为十二指肠球后溃疡。无规律的腹痛、夜间痛和背部放射性疼痛多见。十二指肠球后溃疡多发生十二指肠出血、胃潴留、十二指肠穿孔等并发症。

（四）复合性溃疡

复合性溃疡是一种同时存在于胃和十二指肠的特殊类型的消化性溃疡，病程相对较长，出血概率较大，以秋末至春初较冷的季节多见。临床上表现为中上腹反复发作性节律性疼痛等典型症状，以及反酸、嗳气、恶心、呕吐等其他症状。复合性溃疡有出血、穿孔、输出道梗阻、癌变的风险，如不及时治疗，可能会威胁患者生命。

四、临床表现

（一）腹痛

上腹痛是消化性溃疡的主要症状。十二指肠溃疡疼痛一般发生在空腹时或夜间，呈周期性、节律性发作，多为钝痛、灼痛、胀痛或剧痛，饥饿样不适。胃溃疡疼痛多发生在餐后 0.5～1.0 小时，至下一餐前腹痛缓解，表现为餐后痛。部分患者仅表现上腹胀、上腹部不适、厌食、嗳气、反酸等消化不良症状。

（二）消化道出血

当胃十二指肠溃疡侵蚀周围或深处的血管时，可产生不同程度的出血。轻者表现为大便隐血阳性、黑便，重者出现大出血，表现为呕血或暗红色血便。胃溃疡患者的慢性腹痛在出血后常减轻。

（三）穿孔

当溃疡穿透胃十二指肠壁时，可发生穿孔。1/3～1/2 的穿孔与服用 NSAIDs 有关，多数是老年患者。穿孔前可以没有症状，穿孔后临床症状有上腹胀痛，餐后加重，呕吐后腹痛可稍缓解，呕吐物可为宿食。严重呕吐可致失水、低氯、低钾性碱中毒，以及体重下降、营养不良。

（四）幽门梗阻

幽门梗阻多由胃溃疡或幽门管溃疡反复发作所致，炎性水肿和幽门平滑肌痉挛所致暂时性梗阻可因药物治疗、溃疡愈合而缓解；严重瘢痕或与周围组织粘连、恶变引起胃流出道狭窄或变形，表现为持续性梗阻。

（五）全身症状

部分患者可能出现体重减轻、营养不良、面色苍白、乏力、贫血、疲劳、虚弱、头晕等症状。这是由长期或频繁出血、食欲减退和消化不良等因素导致的。

五、外科治疗

（一）手术指征

药物可以治愈消化性溃疡，外科手术仅限于发生并发症的患者。近年来手术方式发生了改变，如急性十二指肠溃疡穿孔多采用穿孔修补术，较少采用胃大部切除术（subtotal gastrectomy）。胃溃疡可能癌变，外科处理应积极。腹腔镜微创手术已成为手术的基本趋势。

（二）常见术式

1. 穿孔缝合术：对胃或十二指肠溃疡穿孔者，穿孔缝合术为主要术式。穿孔时间短、腹腔污染轻者可采用腹腔镜方式；部分合并出血或穿孔时间长、腹腔污染严重者需选用开放手术。

2. 出血部位的贯穿缝扎术：十二指肠球后溃疡出血，可切开球部前壁后进行贯穿缝扎溃疡止血。对于高龄体弱、难以耐受长时间手术的患者，可采用此手术方式。

3. 胃大部切除术：①切除胃窦部，减少 G 细胞分泌的胃泌素所引起的体液性胃酸分泌；②切除大部分胃体，减少分泌胃酸、胃蛋白酶的壁细胞和主细胞数量；③切除溃疡本身及溃疡的好发部位。

胃大部切除术的范围是胃远端 2/3～3/4，包括部分胃体、胃窦部、幽门和十二指肠球部的近胃部分。胃大部切除术后胃肠道重建的基本方式包括胃十二指肠吻合或胃空肠吻合。胃大部切除术的消化道重建术式包括毕（Billroth）Ⅰ式胃大部切除术、毕Ⅱ式胃大部切除术和胃大部切除后胃空肠 Roux-en-Y 吻合术。

1）毕Ⅰ式胃大部切除术：在胃大部切除后将残胃与十二指肠吻合，多适用于胃溃疡。其优点是重建后的胃肠道接近正常解剖生理状态，胆汁、胰液反流入残胃较少，术后因胃肠功能紊乱引起的并发症亦较少；缺点是有时为避免残胃与十二指肠吻合口的张力过大，导致切除胃的范围不够，增加了术后溃疡复发的机会。

2）毕Ⅱ式胃大部切除术：胃大部切除后残胃与空肠吻合，关闭十二指肠残端，适用于各种消化性溃疡，特别是十二指肠溃疡。十二指肠溃疡切除困难时可行溃疡旷置。该术式的优点是即使胃切除较多，胃空肠吻合口也不会张力过大，术后溃疡复发率低；缺点是吻合方式改变了正常的解剖生理关系，胆汁、胰液流经胃肠吻合口，术后发生胃肠道功能紊乱的可能性相较毕Ⅰ式高。

3）胃大部切除后胃空肠 Roux-en-Y 吻合术：胃大部切除后关闭十二指肠残端，

在距 Treitz 韧带 10~15cm 处切断空肠，将残胃和远端空肠吻合，距此吻合口以下 45~60cm 处将空肠与空肠近侧断端吻合。

六、手术并发症及护理

（一）胃出血

1. 原因：
1）手术过程中未能彻底止血或术后创面渗血。
2）吻合口缝合不严密或术后感染导致出血。
3）术后应激反应导致胃黏膜损伤出血。
4）患者术前存在凝血功能障碍或术后使用抗凝药物。
2. 临床表现：
1）呕吐物中带有鲜红色或咖啡色血液。
2）大便呈黑色、柏油样。
3）出现面色苍白、乏力、心悸等贫血症状。
4）大量出血时，可出现血压下降、心率加快、四肢湿冷等休克表现。
3. 防治要点。
1）预防措施：①术前评估凝血功能，纠正凝血障碍；②术中严格止血，确保吻合口缝合严密；③术后使用质子泵抑制剂预防应激性溃疡。
2）治疗措施：①使用止血药物、输血、补液等；②内镜下止血，如电凝、注射止血剂等；③保守治疗无效时，需手术探查止血。
4. 护理要点。
1）并发症预警：
（1）密切观察患者生命体征，特别是血压和心率。
（2）观察呕吐物和大便的颜色、量，及时发现出血迹象。
2）并发症护理：
（1）保持呼吸道通畅，防止呕血引起窒息。
（2）建立静脉通道，及时补液、输血。
（3）缓解患者焦虑情绪。

（二）十二指肠残端破裂

1. 原因：
1）手术中残端血供受损，导致组织坏死。
2）吻合口缝合过紧，导致残端破裂。
3）术后感染导致残端愈合不良。
2. 临床表现：
1）剧烈腹痛，常伴有腹膜刺激征。
2）感染引起的发热。

3) 腹部压痛、反跳痛、肌紧张。

4) 大量消化液漏入腹腔，导致感染性休克。

3. 防治要点。

1) 预防措施：①术中确保残端血供良好，避免过度牵拉；②术后使用抗生素预防感染。

2) 治疗措施：①禁食、胃肠减压、抗感染治疗；②残端破裂严重时，需手术修补或引流。

4. 护理要点。

1) 并发症预警：

(1) 密切观察患者腹痛情况，及时发现腹膜炎体征。

(2) 监测体温，及时发现感染迹象。

2) 并发症护理：

(1) 禁食、胃肠减压，减少消化液漏出。

(2) 保持引流通畅，观察引流液性状。

(3) 缓解患者恐惧情绪。

（三）吻合口瘘

1. 原因：

1) 吻合口缝合过紧，导致组织缺血性坏死。

2) 术后感染导致吻合口愈合不良。

3) 患者术前营养不良，影响吻合口愈合。

2. 临床表现：

1) 持续性腹痛，常伴有腹膜刺激征。

2) 感染引起发热。

3) 腹部压痛、反跳痛、肌紧张。

4) 引流液中混有消化液或食物残渣。

3. 防治要点。

1) 预防措施：①术中确保吻合口血供良好，避免过度牵拉；②术后使用抗生素预防感染；③术前纠正营养不良，促进吻合口愈合。

2) 治疗措施：见本节"十二指肠残端破裂"的相关内容。

4. 护理要点：见本节"十二指肠残端破裂"的相关内容。

（四）胃排空障碍

1. 原因：

1) 术后吻合口水肿导致胃排空障碍。

2) 术后胃动力恢复不良。

3) 术后腹腔粘连影响胃排空。

2. 临床表现：

1）进食后出现恶心、呕吐。

2）上腹部胀满感。

3）胃内大量潴留液，胃管引流量增多。

3. 防治要点。

1）预防措施：①术后早期活动，促进胃肠蠕动恢复；②术后使用促胃肠动力药物。

2）治疗措施：①禁食、胃肠减压、使用促胃肠动力药物；②保守治疗无效时，需手术解除梗阻。

4. 护理要点。

1）并发症预警：

(1) 密切观察患者进食后的反应，及时发现胃排空障碍。

(2) 监测胃管引流量，及时发现胃潴留。

2）并发症护理：若患者出现胃排空障碍，需要禁饮禁食，进行胃肠减压，遵医嘱使用促胃动力药。

（五）术后梗阻

1. 原因：

1）吻合口水肿或瘢痕形成导致狭窄。

2）术后腹腔粘连导致肠梗阻。

3）术后肠扭转导致梗阻。

2. 临床表现：

1）阵发性腹痛，常伴有肠鸣音亢进。

2）呕吐，呕吐物为胃内容物或胆汁。

3）腹部膨隆，肠型可见。

4）完全性梗阻时，停止排气排便。

3. 防治要点。

1）预防措施：①术中避免过度牵拉肠管，减少术后粘连；②术后早期活动，促进肠蠕动恢复。

2）治疗措施：①禁食、胃肠减压、补液、抗感染治疗；②保守治疗无效时，需手术解除梗阻。

4. 护理要点。

1）并发症预警：

(1) 密切观察患者腹痛情况，及时发现肠梗阻迹象。

(2) 监测肠鸣音，及时发现肠鸣音亢进或消失。

2）并发症护理：见本节"十二指肠残端破裂"的相关内容。

（六）倾倒综合征

1. 原因：

1）术后胃容量减小，食物迅速进入小肠。

2）高渗食物迅速进入小肠，导致体液转移。

2. 临床表现：

1）早期倾倒综合征，进食后30分钟内出现心悸、出汗、头晕、乏力等症状。

2）晚期倾倒综合征，进食后2~3小时出现低血糖症状，如心悸、出汗、头晕、乏力等。

3. 防治要点。

1）预防措施：①术后指导饮食，避免高渗食物；②少量多餐，避免一次性进食过多。

2）治疗措施：①少量多餐，避免高渗食物；②使用生长抑素类药物延缓胃排空。

4. 护理要点。

1）并发症预警：

（1）密切观察患者进食后的反应，及时发现倾倒综合征。

（2）监测血糖，及时发现低血糖症状。

2）并发症护理：

（1）避免高渗食物，少量多餐。

（2）缓解患者焦虑情绪。

七、治疗预后评价

胃十二指肠溃疡手术治疗的预后通常较为乐观，但具体效果受多种因素影响。手术通过切除溃疡病灶或改变胃肠道生理结构，能有效缓解症状，促进溃疡愈合。对于大多数患者而言，手术治疗能显著提高生活质量，减少溃疡复发风险。特别是当溃疡出现严重并发症，如穿孔、出血或梗阻时，手术往往是必要的治疗手段。在这些情况下，手术能迅速控制病情，防止病情恶化。然而，手术治疗并非一劳永逸。术后患者需遵医嘱，调整饮食和改变生活习惯，如戒烟、限酒、避免刺激性食物等，以降低复发风险。同时，术后还需密切关注身体状况，如出现腹痛、恶心、呕吐等症状，应及时就医。此外，手术治疗的预后还与溃疡的病因有关。若溃疡由幽门螺杆菌感染引起，术后需进行根除治疗，否则溃疡可能复发。因此，术后患者应定期复查，以便及时发现并处理潜在问题。总体而言，胃十二指肠溃疡手术治疗的预后较好，但患者需积极配合术后治疗和护理，以巩固手术效果，降低复发风险。同时，保持良好的生活习惯和心态对于术后恢复也至关重要。

第二节　胃　癌

一、概述

胃癌（gastric cancer）指起源于胃黏膜上皮细胞的恶性肿瘤，是全球范围内常见的恶性肿瘤之一。胃癌的发病率在不同地区存在显著差异，东亚地区（如中国、日本、韩国）的发病率较高，而欧美国家的发病率相对较低。胃癌的发病率和死亡率男性高于女性，且随着年龄的增长，发病率逐渐升高。胃癌的早期症状不明显，容易被忽视，导致多数患者在确诊时已处于中晚期，治疗效果较差。因此，早期诊断和及时治疗是提高胃癌患者生存率的关键。

二、病因与发病机制

胃癌的病因复杂，涉及多种环境因素和遗传因素的相互作用。以下是胃癌的主要病因和发病机制。

（一）幽门螺杆菌感染

幽门螺杆菌感染是胃癌最重要的危险因素之一。幽门螺杆菌感染可引起慢性胃炎、胃黏膜萎缩和肠上皮化生，进而增加胃癌的发生风险。

（二）饮食因素

高盐饮食可损伤胃黏膜，增加胃癌的发生风险。腌制食品中含有亚硝酸盐，可在胃内转化为致癌物质亚硝胺。新鲜蔬菜和水果富含抗氧化物质，缺乏新鲜蔬菜和水果可增加胃癌的发生风险。

（三）吸烟和饮酒

吸烟和饮酒均可增加胃癌的发生风险。烟草中的致癌物质可直接损伤胃黏膜，而酒精则可刺激胃黏膜，增加胃癌的发生风险。

（四）遗传因素

1. 家族史：有胃癌家族史的人群，胃癌的发生风险较高。
2. 遗传综合征：林奇综合征（Lynch syndrome）等遗传综合征可显著增加胃癌的发生风险。

（五）其他因素

1. 胃部手术史：胃部手术（如胃大部切除术）后，残胃发生胃癌的风险增加。

2. 慢性萎缩性胃炎：胃癌的癌前病变之一。

3. 胃息肉：某些类型的胃息肉（如腺瘤性息肉）可增加胃癌的发生风险。

三、病理分类

胃癌的病理分类主要基于肿瘤的组织学类型、生长方式和分化程度。以下是胃癌的主要病理分类。

（一）组织学类型

1. 腺癌：占胃癌的绝大多数（90%以上），根据分化程度可分为高分化腺癌、中分化腺癌和低分化腺癌。

2. 印戒细胞癌：癌细胞质内含有大量黏液，核被挤向一侧，呈印戒状。印戒细胞癌恶性程度较高，预后较差。

3. 腺鳞癌：同时含有腺癌和鳞癌成分，较为罕见。

4. 未分化癌：癌细胞分化极差，恶性程度高，预后差。

（二）生长方式

1. 膨胀型：肿瘤呈膨胀性生长，边界清楚，预后相对较好。

2. 浸润型：肿瘤呈浸润性生长，边界不清，预后较差。

3. 混合型：兼具膨胀型和浸润型的特点。

（三）分化程度

1. 高分化：癌细胞分化较好，形态接近正常细胞，预后相对较好。

2. 中分化：癌细胞分化中等，预后介于高分化和低分化之间。

3. 低分化：癌细胞分化差，形态与正常细胞差异较大，预后较差。

（四）Lauren 分类

1. 肠型：癌细胞排列成腺管状，类似于肠癌，多见于老年患者，预后相对较好。

2. 弥漫型：癌细胞弥漫性浸润，不形成明显的腺管结构，多见于年轻患者，预后较差。

3. 混合型：兼具肠型和弥漫型的特点。

四、临床表现

（一）症状

1. 早期症状：①早期胃癌患者常表现为上腹隐痛、饱胀感，进食后加重；②患者常出现食欲减退，尤其是对肉类食物的厌恶；③部分患者可出现恶心、呕吐，呕吐物多为胃内容物；④早期胃癌患者可出现不明原因的体重下降。

2. 进展期症状：①随着肿瘤的进展，上腹疼痛逐渐加重，疼痛性质可为持续性钝痛或绞痛；②肿瘤侵犯血管可引起消化道出血，表现为呕血、黑便或便血；③肿瘤位于贲门或胃底时，可压迫食管，导致吞咽困难；④部分患者可在上腹部触及肿块，肿块质地较硬，活动度差；⑤肿瘤转移至腹膜或门静脉系统时，可引起腹水，表现为腹部膨隆、腹胀。

3. 晚期症状：①晚期胃癌患者常出现恶病质，表现为极度消瘦、乏力、贫血等；②胃癌可转移至肝、肺、骨、脑等器官，引起相应的症状，如肝转移可引起肝区疼痛、黄疸，肺转移可引起咳嗽、咯血，骨转移可引起骨痛、病理性骨折，脑转移可引起头痛、呕吐、意识障碍等。

（二）体征

1. 上腹压痛：部分患者可在上腹部触及压痛。
2. 淋巴结肿大：胃癌可转移至锁骨上淋巴结、腋窝淋巴结等，引起淋巴结肿大。
3. 黄疸：肝转移或胆道梗阻时可引起黄疸，表现为皮肤、巩膜黄染。
4. 腹水：腹部叩诊呈浊音，移动性浊音阳性。

五、外科治疗

（一）手术指征

早期发现、早期诊断和早期治疗是提高胃癌疗效的关键。外科手术是治疗胃癌的主要手段，也是目前治愈胃癌的唯一方法。对中晚期胃癌，积极辅以化疗、放疗及免疫治疗等综合治疗以提高疗效。

（二）常见术式

1. 根治性远端胃切除术：切除胃的 3/4～4/5，幽门下 3～4cm 切断十二指肠，距癌边缘 5cm 切断胃，按照 D2 标准清扫淋巴结，切除大网膜、网膜囊。消化道重建可选毕 I 式胃十二指肠吻合或毕 II 式胃空肠吻合。

2. 根治性全胃切除术：多适用于胃体与胃近端癌。切除全部胃，幽门下 3～4cm 切断十二指肠，食管胃交界部以上 3～4cm 切断食管，按照 D2 标准清扫淋巴结，切除大网膜、网膜囊，根据情况切除脾脏。消化道重建常行食管空肠 Roux-en-Y 吻合。

3. 腹腔镜胃癌根治术：腹腔镜下行胃癌根治术近年来在临床上逐步开展。根据前瞻性随机对照试验结果，对于临床 I 期的胃癌，腹腔镜手术与开腹手术相比，安全性和治疗效果没有显著差异，可以作为标准治疗方式。而对于 I 期以上的进展期胃癌，腹腔镜手术在安全性上不劣于开腹手术，而远期效果有待进一步证明。

六、手术并发症及护理

（一）吻合口溃疡

1. 原因：不适当的手术方式可能导致吻合口溃疡，如术时保留或残留幽门窦、单纯胃空肠吻合等。吻合口位置在胃体近侧端者溃疡复发率明显高于远侧端者，后者由于幽门窦部分流通畅，抑制胃泌素分泌从而减少溃疡复发。较大的吻合口则由于十二指肠液反流入幽门窦引起胃泌素分泌增多，易导致溃疡复发。内分泌肿瘤可产生胃泌素，刺激壁细胞分泌胃酸从而导致溃疡产生。此外，缝线残端刺激、幽门螺杆菌感染等也是诱发溃疡的原因。

2. 临床表现。

1）疼痛：多数患者（80%～90%）有腹部疼痛，性质与原有溃疡相似，但程度较剧，如烧灼痛。疼痛位置多在原来溃疡疼痛处的左下方，也可在腹部的任何部位。约1/3的患者疼痛可向背部放射，少数可向睾丸、肩、胸或腹部放射。疼痛节律不明显，一般可发生在夜间，进食或服用制酸药可使疼痛缓解。

2）出血：主要由溃疡面不断渗血所致，临床多表现为黑便，几乎所有患者病程中都有间歇性失血，因此多合并慢性失血性贫血。

3）恶心、呕吐：35%～45%的患者有不同程度的恶心、呕吐，一般与溃疡所致的吻合口梗阻有关，有些患者为减轻疼痛自行诱发呕吐。

4）排便异常：部分患者有排便次数增多或腹泻，后者多见于胃空肠结肠瘘，由刺激性的结肠内容物反流入胃和空肠引起肠管蠕动亢进或导致细菌性肠炎所引起，粪便多呈水样。

5）体重减轻：患者因腹痛、胃纳减少、呕吐、吸收不良等，常伴有显著体重减轻。

6）其他：约50%的患者在上腹部偏左有明显压痛点，与疼痛部位相符。少数患者由于溃疡并发慢性穿孔并与邻近器官粘连或形成内瘘，可在剑突下扪及边缘不清的肿块。

3. 防治要点：

1）预防措施。

（1）术中操作规范：手术中应确保吻合口血供良好，避免吻合口张力过大，合理设计吻合口位置和方式。

（2）术后用药管理：术后应避免长期使用 NSAIDs 和糖皮质激素，必要时可使用质子泵抑制剂（proton pump inhibitor，PPI）或 H_2 受体拮抗剂预防溃疡发生。

（3）根除幽门螺杆菌：幽门螺杆菌感染的患者应在术后进行根除治疗。

（4）饮食指导：术后应给予患者清淡、易消化的饮食，避免辛辣、刺激性食物。

2）治疗措施。

（1）药物治疗：①PPI，如奥美拉唑、兰索拉唑等，可有效抑制胃酸分泌，促进溃疡愈合；②H_2受体拮抗剂，如雷尼替丁、法莫替丁等，可抑制胃酸分泌，缓解症状；③胃黏膜保护剂，如硫糖铝、铋剂等，可保护胃黏膜，促进溃疡愈合；④抗生素，幽门螺杆菌感染的患者应进行根除治疗，常用方案为 PPI 联合两种抗生素（如阿莫西林、克拉霉素）。

（2）内镜治疗：对于出血性溃疡，可在内镜下进行止血治疗，如电凝、注射止血剂等。

（3）手术治疗：药物治疗无效或伴有严重并发症（如穿孔、梗阻）的患者需进行手术治疗，如溃疡修补术、吻合口重建术等。

4. 护理要点。

1）并发症预警：

（1）胃切除术后，医护人员应密切观察患者的生命体征，特别是体温、脉搏、血压和呼吸等，以及腹部体征的变化。

（2）若患者出现腹痛、腹胀、恶心、呕吐等症状，应及时评估是否存在吻合口溃疡。

（3）要关注患者的引流液情况，包括颜色、量、性状等，引流液中出现血性、脓性液体时，需警惕吻合口溃疡伴发感染。

2）并发症护理。

（1）止血护理：胃切除术后吻合口溃疡若处理不当，可能引发出血、穿孔、狭窄等并发症。因此，医护人员应加强对患者的观察与评估，及时发现并处理可能的并发症。对于出血患者，应给予止血药物治疗，必要时进行内镜下止血或手术治疗。对于穿孔、狭窄等并发症，应根据患者的具体情况，选择合适的手术方式进行治疗。

（2）合理用药：根据具体情况，患者遵医嘱合理使用抗溃疡药物，如 PPI、H_2 受体拮抗剂等，以有效抑制胃酸分泌，保护胃黏膜，促进溃疡愈合。同时，若存在幽门螺杆菌感染，应进行规范的根除治疗，以减少溃疡复发的风险。在用药过程中，医护人员应详细告知患者药物的用法用量及注意事项，确保患者正确、安全地用药。

（3）饮食调整：术后患者的饮食应以清淡、易消化、营养丰富为原则。初期可采用流质或半流质饮食，如稀饭、藕粉、果汁等，逐步过渡到软食、普食。避免辛辣、油腻、刺激性食物的摄入，以免加重胃黏膜的负担。鼓励患者少食多餐，规律进食，以减轻胃部的压力，促进吻合口的愈合。

（二）残胃缺血性坏死

1. 原因：残胃缺血性坏死是胃癌术后罕见但极其严重的并发症，主要由残胃血液供应不足或中断引起，常见原因如下。

1）手术相关因素：

（1）胃切除术中误伤或过度结扎胃左动脉、胃右动脉、胃网膜右动脉等主要供血血管，导致残胃血供不足。

（2）全胃切除术后，残胃的血液供应依赖食管下段血管及周围侧支循环，若术中未保留足够血供或侧支循环不良，易引起缺血。

（3）食管-空肠或食管-残胃吻合时过度牵拉，导致局部血管受压或痉挛，影响血液灌注。

（4）术中或术后早期因失血、感染等导致低血压，进一步加重残胃缺血。

2）术后因素：

（1）术后高凝状态或血管内皮损伤可导致残胃供血血管内血栓形成。

（2）术后应激、低温或药物（如缩血管药物）使用不当，可能诱发血管痉挛。

3）患者因素：

（1）老年患者或合并糖尿病、高血压等基础疾病的患者，血管弹性差，侧支循环代偿不足。

（2）术前长期营养不良导致组织修复能力下降，加重缺血损伤。

2. 临床表现：残胃缺血性坏死的症状与吻合口瘘相似，表现为术后消化道瘘、腹腔感染，症状轻重与缺血性坏死的范围有关。残胃缺血性坏死的症状通常在术后 24～72 小时内出现，进展迅速。

1）早期表现：①突发持续性上腹剧痛，可放射至背部，镇痛药物难以缓解；②腹部压痛、反跳痛、肌紧张，提示腹膜炎；③体温升高（≥38.5℃），伴寒战、白细胞计数显著增高；④心率增快、血压下降，提示感染性休克早期表现；⑤腹腔引流液呈血性或浑浊，含坏死组织碎片，可能伴有恶臭。

2）晚期表现：①高热、意识模糊、少尿、呼吸急促，提示脓毒症或多器官功能障碍综合征；②呕吐物或胃管引流出坏死黏膜组织，可能伴呕血或黑便。

3. 防治要点：

1）预防措施。

（1）术前评估与准备：①完善血管影像学检查，如 CT 血管造影（CT angiography，CTA），评估胃周血管解剖及侧支循环情况；②控制基础疾病（如高血压、糖尿病），改善患者营养状态。

（2）术中精细操作：①避免过度结扎胃周血管，保留残胃主要供血动脉，如胃左动脉分支；②确保吻合口无张力，必要时采用游离空肠袢或血管吻合技术重建血供；③术中监测残胃血供，观察残胃黏膜颜色、毛细血管充盈时间，必要时使用多普勒超声评估血流。

（3）术后管理：①维持有效循环血容量，避免低血压；②预防性使用抗凝药物（如低分子肝素），降低血栓风险。

2）治疗措施。

（1）保守治疗：①抗感染治疗，广谱抗生素（如第三代头孢菌素加甲硝唑）覆盖革兰阴性菌及厌氧菌；②采用扩容、血管活性药物（如多巴胺）维持血压，保证组织灌注；③全肠外营养支持，减少胃肠负担。

（2）手术治疗：①急诊剖腹探查，清除坏死组织，修复或结扎出血的血管，必要时行残胃切除加食管—空肠吻合术；②血管重建，若局部血管条件允许，可行血管旁路移植或吻合口重建；③腹腔灌洗与引流，术后持续腹腔灌洗，充分引流脓性渗出物。

（3）介入治疗：血管造影明确血栓或栓塞部位，行溶栓或取栓术。

4. 护理要点:

1) 并发症预警。

(1) 生命体征监测:持续监测心率、血压、血氧饱和度,每 1～2 小时记录 1 次,警惕感染性休克。

(2) 腹部症状观察:评估腹痛程度、范围及腹膜刺激征变化,记录腹部膨隆、肠鸣音减弱或消失情况。

(3) 引流液管理:记录腹腔引流液的颜色、量、性状(如血性、脓性、坏死组织)。每小时引流量＞100mL 或突然减少时需警惕。

(4) 实验室指标监测:动态监测血常规(白细胞、中性粒细胞)、C－反应蛋白、降钙素原及乳酸水平。

2) 并发症护理。

(1) 感染控制:更换引流袋时严格无菌操作,保持引流通畅,避免逆行感染。对高热患者给予物理降温(如冰敷、温水擦浴),必要时采用药物降温。

(2) 循环支持护理:快速建立中心静脉通路,保证液体复苏及血管活性药物输注。监测尿量〔目标≥0.5mL(kg·h)〕,评估组织灌注情况。

(3) 营养与代谢护理:肠外营养支持期间监测血糖、电解质,避免高血糖或电解质紊乱。逐步过渡至肠内营养时,选择低脂、低渣要素饮食,少量多次喂养。

(4) 心理支持与健康教育:向患者及家属解释病情进展及治疗的必要性,缓解其焦虑情绪。指导术后早期活动(如床上翻身、踝泵运动),预防深静脉血栓。

(5) 术后康复护理:术后 3 个月内避免负重及剧烈运动,定期复查,行胃镜及影像学检查,评估吻合口愈合情况。

(6) 引流液观察:定期观察并记录腹腔引流液的颜色、量、性状等。如发现引流液迅速蓝染(口服亚甲蓝试剂后)或造影剂迅速从引流管引出(行碘普罗胺造影后),应高度怀疑残胃缺血性坏死。

(7) 疼痛管理:术后患者可能会出现疼痛,应根据疼痛程度给予适当的镇痛治疗,确保患者舒适,同时避免疼痛掩盖其他并发症。

(三) 肠套叠

1. 原因:胃癌手术后空肠胃套叠是指在胃癌手术后,肠道中的一段肠管(多为空肠)向另一段肠管滑动,导致肠道内部的一段肠管被压缩,引起肠道阻塞的疾病。这一现象的发生主要归因于以下几个方面。

1) 手术操作影响:胃癌手术中肠道被移位、牵拉等,导致肠道解剖结构发生改变,肠道蠕动功能受到影响,肠道内部压力不均衡,引起肠套叠。

2) 肠道功能未完全恢复:手术后,肠道功能可能未完全恢复,特别是肠道的蠕动功能,容易出现运动障碍,引起肠套叠。

3) 瘢痕组织形成:术后瘢痕组织形成也可能增加肠套叠的风险,因为瘢痕组织可能影响肠道的正常运动和通畅性。

4) 吻合口问题:如吻合口狭窄或吻合不良,可能导致肠道内容物通过困难,引起肠套叠。

5）炎症或肿瘤复发：肠道内部的炎症或肿瘤复发也可能成为肠套叠的诱因。

2．临床表现。

1）阵发性腹痛是肠套叠的典型症状，疼痛可能位于上腹部或脐周，并可能随着病情的进展而加剧。

2）由于肠道梗阻，患者可能出现呕吐症状，呕吐物初为胃内容物，随后可能含有胆汁或血液。

3）在腹部可触及一个坚实的包块，这通常是套叠的肠管。

4）当肠套叠导致肠道黏膜损伤时，患者可能出现血便或果酱样便。

5）其他症状如腹胀、排气排便减少或停止等。

3．防治要点：

1）预防措施。

（1）术前评估：在手术前，应对患者的肠道情况进行详细的检查和评估，了解肠道的解剖结构和功能状态。

（2）手术操作：手术中应尽可能减少肠道的移位和牵拉等操作，避免对肠道造成不必要的损伤。

（3）术后护理：术后应进行规范的护理，包括饮食调理、腹部保暖、保证充足的休息等。

（4）定期复查：术后应定期复查和随访，及时发现并处理肠道问题。

2）治疗措施。

（1）保守治疗：轻度或早期的肠套叠患者可以尝试保守治疗，如禁食、胃肠减压、使用抗生素和肠道松弛剂等。这些方法有助于缓解肠道症状，促进肠道功能的恢复。

（2）手术治疗：保守治疗无效或病情较重的患者需要手术治疗。手术方式包括开放手术和腹腔镜手术，选择哪一种手术方式取决于患者的具体情况。手术治疗的目的是切除套叠的肠管，恢复肠道的通畅性。

4．护理要点：

1）并发症预警。

（1）如患者腹痛持续加剧，可能提示肠套叠正在进展。

（2）呕吐频繁且无法缓解，可能表明肠道梗阻严重。

（3）腹部包块逐渐增大，可能意味着肠套叠的范围在扩大。

（4）如患者出现血便或果酱样便，可能提示肠道黏膜已经受损。

2）并发症护理。

（1）肠道梗阻严重的患者应禁食并进行胃肠减压，以减轻肠道负担。

（2）如患者出现感染症状，应使用抗生素进行抗感染治疗。

（3）对于无法进食的患者，应通过肠外营养或肠内营养等方式提供足够的营养支持。

（4）密切监测患者的生命体征和病情变化，及时调整治疗方案。

（5）给予患者充分的心理支持，缓解其焦虑和恐惧情绪。

（四）胃切除术后贫血

1. 原因。

1）消化功能下降：胃切除手术后，胃的容积减少，导致消化功能下降，营养摄入不足。特别是当手术涉及胃的大部分或全部切除时，胃酸的分泌减少，胃蛋白酶的活性降低，食物的消化和吸收受到严重影响，导致营养不良性贫血。

2）铁元素吸收障碍：铁元素是合成血红蛋白的重要原料，而胃酸的缺乏会影响铁的吸收。胃切除术后，由于胃酸分泌减少，肠道对铁的吸收能力下降，容易引起缺铁性贫血。此外，手术可能导致胃黏膜面积减少，进一步影响铁的吸收和利用。

3）维生素 B_{12} 和叶酸缺乏：维生素 B_{12} 和叶酸是合成红细胞的重要辅酶，它们的缺乏会导致巨幼红细胞性贫血。胃切除术后，由于食物在胃内的停留时间缩短，与内因子的接触时间减少，影响维生素 B_{12} 的吸收。同时，手术可能导致胃黏膜细胞受损，影响叶酸的合成和吸收。

4）手术出血：胃切除手术过程中，如果操作不当或患者凝血功能障碍，可能导致大量出血，引起失血性贫血。虽然这种情况较为少见，但一旦发生，贫血症状往往较为严重。

5）炎症反应：胃切除术后，患者可能出现炎症反应，导致身体吸收营养物质的能力下降，造成贫血。此外，炎症反应还可能影响骨髓的造血功能，进一步加重贫血症状。

2. 临床表现。

1）贫血导致身体组织缺氧，患者常感到乏力、疲劳，活动耐力下降。

2）贫血时，血红蛋白减少，皮肤黏膜缺氧，造成面色苍白，特别是面部、口唇和指甲等部位。

3）贫血时，心脏为满足机体需要会代偿性地加快心跳来增加心排血量，患者可能感到心慌、心悸，甚至出现胸闷、气短等症状。

4）由于胃切除术后消化功能下降，患者可能出现消化不良、食欲缺乏等症状，进一步加重营养不良性贫血。

5）严重贫血时，神经系统可能受到影响，患者出现头晕、头痛、记忆力减退、注意力不集中等症状。

6）其他症状包括睡眠障碍、情绪波动、免疫力下降等。

3. 防治要点：

1）预防措施。

（1）术前评估：术前应对患者的营养状况进行全面评估，了解是否存在贫血等营养问题。应在术前纠正贫血。

（2）术中操作：手术中应尽量减少出血，避免损伤血管和神经；同时，应尽可能保留胃的生理功能，减少对胃的损伤。

（3）术后营养支持：术后应给予患者足够的营养支持，包括高蛋白、高热量、高维生素的饮食。对于存在消化吸收障碍的患者，可采用肠内营养或肠外营养的方式支持。

（4）补充铁剂和维生素：铁元素和维生素 B_{12}、叶酸缺乏的患者应在医生的指导下补充相应的营养素。

（5）定期复查：术后应定期进行血常规检查，了解血红蛋白和红细胞计数等指标的变化情况。如发现贫血症状，应及时治疗。

2）治疗措施。

（1）饮食调理：患者应适当调整饮食习惯，多吃富含铁元素、蛋白质和维生素的食物，如牛肉、鸡蛋、菠菜等。同时，应避免食用影响铁吸收的食物，如浓茶、咖啡等。

（2）药物治疗：贫血症状较重的患者可在医生的指导下使用补铁药物、维生素 B_{12} 和叶酸等治疗。这些药物有助于促进铁的吸收和利用，改善贫血症状。

（3）输血治疗：贫血症状严重且无法通过饮食和药物治疗改善的患者可考虑进行输血治疗。输血可迅速提高血红蛋白水平，缓解贫血症状。但输血治疗存在一定的风险，如输血反应、感染等，因此应在医生的指导下进行。

4. 护理要点：

1）并发症预警。

（1）血红蛋白水平下降：定期监测血常规，如发现血红蛋白水平持续下降，应警惕贫血加重的可能。

（2）心率和血压变化：如患者出现心率加快、血压下降等症状，可能提示贫血导致心血管系统并发症。

（3）消化系统症状：如患者出现恶心、呕吐、腹泻等症状，可能提示消化吸收功能受损或肠道感染等并发症。

（4）神经系统症状：如患者出现头晕、头痛、记忆力减退等症状，可能提示贫血导致神经系统并发症。

2）并发症护理。

（1）输血护理：对于需要进行输血治疗的患者，应做好输血前的准备工作，包括核对血型、交叉配血等。输血过程中应密切观察患者的反应，如出现输血反应，及时处理。

（2）感染预防：对于存在感染风险的患者，应加强感染预防措施，如保持病房清洁、定期消毒、避免交叉感染等；同时，应密切观察患者的体温、白细胞计数等指标的变化情况，及时发现并处理感染症状。

（3）营养支持护理：对于存在消化吸收障碍的患者，应加强营养支持护理，包括制订合理的饮食计划、采用肠内营养或肠外营养的方式支持等；同时，应定期评估患者的营养状况，根据评估结果调整营养支持方案。

（4）心理护理：胃切除术后贫血患者可能因病情反复、治疗周期长等产生焦虑、抑郁等心理问题。因此，应加强心理护理，关注患者的心理状态，及时给予心理疏导和支持；同时鼓励患者积极参与治疗过程，提高治疗依从性。

（五）碱性反流性胃炎

1. 原因：胃癌手术后碱性反流性胃炎是一种由幽门功能障碍引起的胃黏膜炎症。

在胃癌手术中，尤其是胃大部切除术后，幽门结构可能受到破坏或功能受损，导致胆汁、胰液等碱性物质逆流入胃中。这些碱性物质能够破坏胃黏膜的屏障作用，使胃液中的氢离子逆流弥散于胃黏膜细胞内，引起胃黏膜炎症、糜烂，甚至形成溃疡。

2. 临床表现。

1）上腹持续烧灼痛：疼痛多位于剑突下，进食后加重，抗酸剂治疗无效。

2）呕吐物中可能含有胆汁，呕吐后疼痛不缓解。

3）由于进食减少和消化吸收不良，患者体重逐渐减轻。

4）患者还可能出现贫血、低胃酸或无酸，胃镜检查显示胃黏膜充血、水肿、轻度糜烂、容易出血等。这些症状严重影响患者的生活质量，需要及时诊断和治疗。

3. 防治要点：

1）预防措施。

（1）调整饮食：避免食用辛辣、油腻、高脂肪、高糖的食物，减少摄入咖啡、酒精等刺激性饮料。增加蔬菜、水果等富含膳食纤维食物的摄入，有助于改善胃肠道功能。建议少量多餐，避免过饱，降低胃内压力。

（2）改善生活方式：保持良好的作息，避免熬夜、过度劳累；适当进行运动，如散步、慢跑、瑜伽等，有助于提高胃肠道蠕动能力；戒烟、减肥等也有助于预防碱性反流性胃炎的发生。

（3）保持正确的体位：在日常生活中，保持正确的体位对预防反流性胃炎至关重要。饭后不宜立即躺下，可适当站立或散步。晚上睡觉时，可适当抬高床头，使头部高于脚部，利用重力作用减少胆汁、胰液等物质反流。

（4）合理用药：根据医生建议，合理使用胃黏膜保护剂，有助于保护胃黏膜，降低碱性反流性胃炎的发生风险。但需注意，药物应在医生的指导下使用，避免滥用。

（5）定期复查：术后患者应定期复查，了解胃部恢复情况。若出现碱性反流性胃炎症状，应及时就诊，寻求专业医生的帮助。

2）治疗措施。

（1）药物治疗：传统的观点认为制酸剂没有效果，但近来的观点认为制酸剂可以保护胃黏膜，对碱性反流性胃炎起到一定的治疗作用。此外，还可以使用促进胃肠蠕动的药物，如吗丁啉、莫沙必利等，使食物尽早蠕动到肠道内。同时，结合胆汁酸药物如考来烯胺等，也可以减轻碱性反流性胃炎的症状。

（2）手术治疗：如果药物治疗效果不佳，且症状严重影响患者的日常生活和工作，可以考虑手术治疗。一般是把原来的胃肠吻合口变成 Roux－en－Y 吻合，以减少胆汁反流入胃的机会，从而治愈疾病。

4. 护理要点：

1）并发症预警：胃癌手术后患者应警惕碱性反流性胃炎及其他并发症的发生。除了典型的碱性反流性胃炎症状，还应关注患者是否出现贫血、营养不良、体重下降等营养性并发症，以及吻合口溃疡等手术相关并发症。一旦出现这些症状，患者应及时就诊，进行必要的检查和治疗。

2）并发症护理。

（1）继续药物治疗：在术后的一段时间内，继续使用保护胃肠黏膜药物、抑制胃酸药物和抗炎药物来缓解症状，有利于胃黏膜的自我修复。

（2）观察生命体征：术后要密切观察患者的生命体征，特别是心率、脉搏、呼吸等，以及大便和小便的情况。这些指标能够反映患者的整体健康状况和恢复情况。

（3）饮食护理：术后一段时间内要注意饮食护理，先进行肠外营养，然后在拔除胃管后，从流质饮食逐渐过渡到正常饮食。在饮食选择上，应遵循少量多餐、易消化、低脂高蛋白的原则，避免油腻、刺激性食物的摄入，避免过饱。

七、治疗预后评价

总体而言，早期胃癌的手术治疗效果显著优于中晚期胃癌。早期胃癌患者经过积极的根治性手术治疗，大部分可以达到临床治愈。数据显示，早期胃癌患者的 5 年生存率可达 90% 以上，部分患者甚至能长期存活，生活质量得到良好保障。这主要得益于早期胃癌病灶局限，未发生广泛转移，手术切除效果佳。然而，对于中晚期胃癌患者，手术治疗的效果相对较差。尽管根治性手术仍是首选治疗方案，但术后患者仍需接受化疗、靶向治疗等辅助治疗，以控制病情进展。这部分患者的 5 年生存率显著降低，尤其是晚期胃癌患者，其 5 年生存率往往不足 10%。这主要是因为中晚期胃癌病灶已发生转移或浸润，手术切除难以彻底清除所有癌细胞。值得注意的是，胃癌手术治疗的预后还与患者的年龄、身体状况、营养状态等因素有关。年轻、身体状况良好、营养状态佳的患者预后相对较好。因此，对于胃癌患者而言，早期诊断、积极治疗以及良好的术后护理是改善预后的关键。胃癌手术治疗的预后因个体差异而不同。早期发现、积极治疗是提高患者生存率和生活质量的重要途径。

参考文献

[1] 陈孝平，张英泽，兰平. 外科学［M］. 10 版. 北京：人民卫生出版社，2024.

[2] 李乐之，路潜. 外科护理学［M］. 7 版. 北京：人民卫生出版社，2021.

[3] 李卡. 普外科护理手册［M］. 北京：科学出版社，2021.

[4] 苗毅. 普通外科手术并发症预防与处理［M］. 北京：科学出版社，2016.

第五章　肝脏疾病手术及并发症的护理

门静脉系统由肝门静脉及其属支构成。门静脉的主干由肠系膜上静脉、脾静脉和肠系膜下静脉汇合而成。门静脉在肝门处分为左、右两支，分别入左、右半肝，其小分支和肝动脉小分支的血流汇合于肝小叶内的肝窦，然后汇入肝小叶的中央静脉，再汇入小叶下静脉、肝静脉，最后汇入下腔静脉。门静脉系统位于两个毛细血管网之间，一端是胃、肠、脾、胰的毛细血管网，另一端是肝小叶的肝窦。门静脉和肝动脉的小分支还在肝小叶间汇管区借着无数动静脉间的小交通支相互流通，这些交通支在正常情况下血流量较少，但在门静脉高压时，会出现代偿性扩张。门静脉系统和腔静脉系统之间存在4组交通支，包括胃底-食管下段交通支，直肠下端-肛管交通支，前腹壁交通支以及腹膜后交通支。

肝脏是人体内最大的实质性器官。肝脏主要位于右上腹，部分延伸至左上腹和剑突下。它具有双重血液供应，肝动脉负责营养供应，门静脉主导功能血供，两者在肝内交织成网。肝内胆管由毛细胆管逐渐汇流，出肝门后形成肝总管。肝脏的淋巴分浅、深两组，最终汇入胸导管。神经主要源于腹腔神经丛，调节肝脏的血供与胆汁分泌，且其膈面与膈肌、右胸膜腔及右肺底相邻，脏面与胃十二指肠等多个器官相邻。

肝脏疾病手术具有复杂性，带来一定的并发症风险。术后并发症包括出血、胆漏、感染及静脉血栓形成等。加强术后并发症的管理，早期识别和干预能显著提高患者的术后恢复质量，降低术后死亡率，确保手术的安全和长期效果。

第一节　门静脉高压症

一、概述

门静脉高压症是指各种原因导致门静脉血流受阻和（或）血流量增加引起的门静脉系统压力增高（$>25cmH_2O$），继而引起脾大和脾功能亢进、食管胃底静脉曲张、呕血或黑便、腹水等的临床综合征。

二、病因与发病机制

门静脉血流受阻常是门静脉高压症的始动因素。90% 以上的门静脉高压症由肝硬化引起。根据血流受阻所在的部位，门静脉高压症分为肝前门静脉高压症、肝内门静脉高压症和肝后门静脉高压症三型。肝内门静脉高压症在我国最常见，约占95％，又可分为窦前型门静脉高压症、窦型门静脉高压症和窦后型门静脉高压症。肝炎后肝硬化是引起窦型和窦后型门静脉高压症的常见病因。我国南方地区以血吸虫病性肝硬化为主，血吸虫卵沉积在门静脉小分支引起栓塞，导致门静脉血流受阻和压力增高，是肝内窦前型门静脉高压症的常见病因。

三、病理改变

1. 脾大、脾功能亢进：首先出现的病理改变。门静脉血流受阻后，脾充血肿大，脾功能亢进，外周血细胞计数减少。

2. 交通支扩张：门静脉通路受阻且门静脉无静脉瓣，门静脉系统与腔静脉系统之间的4组交通支逐渐扩张，形成静脉曲张。受影响最早、最显著的是胃底－食管下段交通支，易发生静脉曲张、破裂出血。直肠上、下静脉丛扩张可以引起继发性痔。脐旁静脉与腹上、下深静脉交通支扩张，可以引起前腹壁静脉曲张，典型者可形成"海蛇头"体征。

3. 腹水：①门静脉压升高，导致门静脉系统毛细血管床滤过压增加，肝硬化等使肝内淋巴回流受阻并从肝脏表面大量漏入腹腔；②肝硬化时肝脏合成清蛋白障碍，使血浆胶体渗透压降低；③醛固酮继发性分泌过多，灭活减少，促进肾小管对钠及水的重吸收增加，导致水钠潴留。

四、临床表现

（一）症状

门静脉高压症早期即可有脾充血肿大，程度不一，在左肋缘下常可扪及。早期质软，活动度可，晚期脾内纤维组织增生而变硬，活动度小，常伴有脾功能亢进，表现为外周血白细胞、红细胞和血小板计数减少。

曲张的食管－胃底静脉破裂出血是门静脉高压症最危险的并发症，出血部位常为食管下1/3和胃底。一次出血量可达1000～2000mL，表现为呕血、便血，呕吐出鲜红色血液，排出柏油样黑便。

（二）体征

门静脉高压症在左肋缘下能扪及脾。如有黄疸、腹水和前腹壁静脉曲张等体征，提示门静脉高压严重。如果能触到质地较硬、边缘较钝而不规整的肝，提示肝硬化。还可有慢性肝病的其他征象，如蜘蛛痣、肝掌、男性乳房发育、睾丸萎缩等。

五、外科治疗

（一）手术指征

手术指征：①曾经或现在发生消化道出血；②静脉曲张明显，有"红色征"，出血风险较大；③一般情况尚可，肝功能较好，估计能耐受手术。

（二）常见术式

1. 分流术：通过手术将门静脉系统和腔静脉系统连接起来，使门静脉血流部分分流到腔静脉，从而降低门静脉压力。优点为降压效果好、再出血率低；缺点为术后肝脏更加缺少门静脉血供，对肝功能不利，术后肝性脑病的发生率较高。

1）非选择性门体分流术：将入肝的门静脉血完全转流入体循环，非选择性门体分流术治疗食管－胃底曲张静脉破裂出血效果好，但肝性脑病发生率为 $30\%\sim50\%$，易引起肝衰竭。如破坏第一肝门的结构，会为日后肝移植造成困难。代表式式：①门－腔静脉端侧分流术，将门静脉肝端结扎，防止肝内门静脉血倒流；②门－腔静脉侧侧分流术，离肝门静脉血流一并转流入下腔静脉，降低肝窦压力，有利于控制腹水形成；③肠系膜上－腔静脉"桥式"（H形）分流术，在肠系膜上静脉和下腔静脉之间用人造血管或自体静脉架桥吻合；④中心型脾－肾静脉分流术，切除脾，将脾静脉近端与左肾静脉端侧吻合。

2）选择性分流术：旨在保存门静脉的入肝血流，同时降低食管－胃底曲张静脉的压力。代表式式：①远端脾－肾静脉分流术（Warren 手术），不切除脾，将脾静脉远端和左肾静脉进行端侧吻合，同时离断门－奇静脉侧支，包括胃冠状静脉和胃网膜静脉；②限制性门－腔静脉"桥式"分流术，用一段自体静脉或人造血管在肝门处将门静脉与下腔静脉搭桥吻合，使门静脉血分流到下腔静脉。

3）经颈静脉肝内门体静脉分流术（transjugular intrahepatic portosystemic shunt，TIPS）：采用介入放射方法，经颈静脉途径在肝内肝静脉与门静脉主要分支间建立通道，置入支架以实现门体分流。TIPS 术后肝衰竭发生率为 $5\%\sim10\%$，肝性脑病发生率高达 $20\%\sim40\%$。此外，支撑管因血栓形成而逐渐狭窄闭塞，影响分流效果，使用覆膜支架可降低栓塞率。

2. 断流术：阻断门奇静脉间的反常血流，达到止血的目的。其优点为手术操作相对简单、创伤小，对肝脏门静脉血供影响较小，适应证范围广，手术死亡率及并发症发生率低，术后生存质量高；缺点为术后门静脉高压仍较明显，再出血率高。断流术的方式也很多，应用较多的有贲门周围血管离断术、胃周围血管缝扎术、食管下端横断术、胃底横断术和食管下端胃底切除术等。

3. 联合手术：将分流术和断流术联合应用，取长补短，既能降低门静脉压力，又能阻断门奇静脉间的反常血流，达到更好的治疗效果。但联合手术创伤大和技术难度较大，对患者肝功能要求高。

六、手术并发症及护理

（一）感染

1. 原因：在长期高压状态下容易形成门静脉炎，管壁增厚并与其周围组织发生炎症粘连。由于广泛侧支血管开放，门腔分流术中在解剖静脉时，可致邻近的胆总管、胰腺的损伤，不仅使手术的清洁度由Ⅰ类转为Ⅱ类，还使患者被迫面对手术胆道损伤和胰腺损伤的恢复问题。门静脉高压患者手术创面大，凝血机制差，免疫力下降，感染机会增加。

2. 临床表现：

1）切口局部红、肿、热、痛，之后可见脓性分泌物渗出，呈黄色或黄绿色，质地黏稠，有异味。

2）患者体温不同程度升高，切口感染时体温可达 38℃ 以上；肺部感染时体温在 37.5～39℃ 之间波动，合并细菌感染时更高；膈下积液感染时体温一般在 38～39℃，且常规退热方法效果欠佳。

3）部分患者出现乏力、食欲减退、恶心、呕吐等，影响机体恢复。

4）腹腔感染患者常有腹痛、腹胀、恶心、呕吐，甚至出现腹膜炎体征。

5）肺部感染患者常有咳嗽、咳痰、呼吸困难，查体可见肺部湿啰音。

6）膈下积液感染患者上腹部隐痛、胀满不适，疼痛可向肩背部放射致肩部酸痛。

7）严重感染可诱发脓毒症，表现为低血压、心率增快、尿量减少、皮肤湿冷。

3. 防治要点。

1）预防措施：①术前积极改善患者的营养状态，提高免疫力，同时控制潜在感染灶，如治疗牙周炎、泌尿系统感染等，根据患者病情预防性使用抗生素，常选用针对革兰阴性菌及革兰阳性菌的广谱抗生素；②术中严格执行无菌操作，缩短手术时间，减少对组织的过度操作；③合理使用引流装置，避免积液积聚导致感染；④术后合理使用抗生素预防感染，加强对切口、引流管等部位的护理。

2）治疗措施：①根据感染部位、临床表现及培养结果选择针对性抗生素；②常规情况下，优先选用广谱抗生素控制感染，待病原菌及药敏试验结果明确后调整用药方案；③补充营养，增强机体免疫力；④维持水电解质及酸碱平衡，预防和处理多器官功能障碍。

4. 护理要点。

1）并发症预警：

（1）全面评估患者的既往病史和感染风险，包括肝功能、凝血功能、营养状态等，对于感染高风险患者，应特别关注术前潜在感染灶的处理。

（2）指导患者术前进行全身清洁，尤其是手术部位的皮肤清洗，剃除手术区域毛发（注意避免皮肤损伤以防感染）。

（3）指导患者使用呼吸训练器或行缩唇呼吸等呼吸功能锻炼，减少肺部感染风险。

（4）缓解患者的紧张情绪，提高其配合度。术前焦虑的患者常免疫力下降，感染风险增加。

（5）体温升高是感染的早期信号，密切观察并记录变化趋势，必要时早期干预。

（6）若引流液性状改变（如混浊、颜色异常），需警惕感染风险；更换引流袋时，严格执行无菌操作，防止逆行感染。

2）并发症护理。

（1）切口护理：每日评估切口情况，保持干燥、清洁；观察是否有红肿、渗液或脓性分泌物，若切口有异常分泌物需采样送检，明确感染病原菌。

（2）记录引流液的颜色、性状及量，保持引流通畅，尽量避免引流管过早或过晚拔除。

（3）抗生素管理：严格遵医嘱使用抗生素，避免滥用或漏用，根据细菌培养及药敏试验结果调整抗生素种类，确保治疗精准高效。

（4）营养支持：根据患者术后的恢复情况制订个性化饮食计划，优先给予高蛋白、高维生素饮食，若患者不能正常进食，可通过肠外营养支持，增强机体免疫力。

（5）鼓励患者术后尽早翻身、下床活动；指导患者进行有效咳嗽、深呼吸练习，必要时雾化吸入，防止痰液潴留导致肺部感染。

（二）出血

1. 原因。

1）手术创面渗血：①血管结扎不牢，胃冠状静脉、胃短静脉等血管断端可能因结扎线脱落或结扎不紧而出血；②凝血功能障碍，常见于肝硬化患者，肝脏合成凝血因子减少、血小板数量减少及功能异常等，导致血液凝固性降低，手术创面难以自行止血。

2）食管-胃底静脉曲张破裂出血：①手术未能完全阻断门奇静脉间的反常血流，残留的侧支循环仍可使门静脉压力维持在较高水平，食管-胃底静脉曲张持续存在或进一步加重；②术后患者进食粗糙食物、剧烈咳嗽、用力排便等，腹压突然增高导致曲张静脉破裂出血。

3）急性胃黏膜出血：亦称应激性溃疡或出血性胃炎出血，多见于断流术后。门静脉高压症患者常伴有门静脉高压性胃病，断流术后离断胃壁血流，使胃黏膜损害加重，导致出血。

4）食管曲张静脉残留：断流术的根本目的是通过手术彻底切断门静脉与奇静脉之间的联系，以消除食管-胃底静脉曲张，从而防止曲张静脉破裂出血的发生。因此食管曲张静脉残留会影响手术效果。

2. 临床表现。

1）腹腔内出血：腹痛、腹胀，腹部逐渐膨隆，压痛、反跳痛等腹膜刺激征可能不明显。随着出血量增加，症状逐渐加重，可出现心慌、出冷汗、血压下降、心率加快等休克症状，严重时可导致意识模糊甚至昏迷。腹腔引流管可引流出大量血性液体，若引流不畅，可能会出现腹部症状与体征更为明显而引流液量少的情况。

2）消化道出血：表现为呕血，呕出的血液可为鲜红色或暗红色，出血量较大时可呈喷射状。同时伴有黑便或便血，出血量少时大便呈黑色柏油样，出血量大时可排出暗红色甚至鲜红色血便。患者可出现头晕、乏力、面色苍白等贫血症状，严重者可因失血过多而出现休克，表现为血压下降、脉搏细速、四肢湿冷等。

3. 防治要点。

1）预防措施：确保血管结扎牢固，避免血管断端回缩。对于贲门周围血管离断术，要彻底离断贲门周围血管，包括高位食管支、异位高位食管支等易遗漏的血管，同时结扎、切断与静脉伴行的同名动脉，以减少术后出血的风险。对于分流术，要保证吻合口通畅且无出血，吻合过程中注意血管内膜的对合，避免吻合口狭窄或血栓形成导致出血。手术结束前仔细检查手术创面有无活动性出血点，可采用生理盐水冲洗创面，观察有无渗血，必要时进行缝扎止血。根据患者血液凝固情况及是否有腹腔出血，调整抗凝血药和止血药物的使用。必要时可以按照需要实施成分输血。

2）治疗措施：少量出血通过保守治疗一般能够自行停止。但由于门静脉高压症患者特殊的病理生理变化，仍然有相当一部分患者经保守治疗出血不能自行停止，一旦发现有活动性出血，应积极给予止血药物、补液或输血。常用药物包括生长抑素及其类似物（如奥曲肽），通过减少内脏血流量、降低门静脉压力来达到止血目的。垂体后叶素也可用于止血。同时给予抑酸药物（如质子泵抑制剂），提高胃内 pH 值，促进血小板聚集和凝血块形成，有助于止血。出血量较大时，需紧急输血，保守治疗后，腹腔引流液颜色较深，甚至出现鲜红色引流液，引流速度>100mL/h，需要再次手术止血。对于药物治疗无效的食管－胃底静脉曲张破裂出血，可考虑内镜下止血，如硬化剂注射、套扎等，通过内镜将硬化剂注入曲张静脉或用橡皮圈套扎曲张静脉，使其缺血、坏死、脱落，达到止血效果，也可进行介入治疗。

4. 护理要点。

1）并发症预警。

（1）出血风险评估：协助患者完成相关检查，准确掌握患者的血红蛋白、血小板、凝血酶原时间等指标，详细询问患者既往有无出血史、出血倾向等，评估患者可能存在的出血风险因素。对于有出血高危因素的患者，如凝血功能障碍，食管－胃底静脉曲张严重的患者，应制订个性化的护理计划，加强术前准备和预防措施。

（2）生命体征监测：术后密切监测患者的血压、心率、呼吸、血氧饱和度等生命体征，观察有无血压下降、心率加快等出血表现，注意患者神志、面色、末梢循环的情况，及时发现休克迹象。

（3）引流管观察：妥善固定腹腔引流管，防止扭曲、受压、脱落。密切观察引流液的颜色、性状和量，正常情况下术后早期引流液为血性，一般 24 小时后颜色逐渐变淡、量减少。若引流液颜色鲜红、量多（如每小时引流量超过 100mL 且持续 3 小时以上），提示可能有腹腔内出血，应及时报告医生。

（4）消化道症状观察：注意观察患者有无呕血、黑便等情况，呕血的颜色、量以及黑便的次数、性状等，询问患者有无恶心、腹胀、腹痛等不适，以便及时发现出血迹象。

2）并发症护理。

（1）体位：患者取半卧位，以利于腹腔引流，减轻腹部切口张力，但要避免过度活动导致出血。

（2）活动：术后早期患者需卧床休息，根据病情逐渐增加活动量。避免剧烈运动和突然改变体位，防止因腹压突然增高导致出血。活动过程中护士应陪伴在旁，注意观察患者反应，患者如有不适及时停止活动并卧床休息。

（3）饮食护理：饮食应清淡、易消化，富含蛋白质、维生素等营养物质，避免进食粗糙、辛辣、刺激性的食物，以防损伤食管、胃底黏膜，导致曲张静脉破裂出血。少食多餐，避免一次进食过多导致腹胀，增加腹压，引发出血。

（4）用药护理：遵医嘱使用止血药物，注意药物不良反应，如对垂体后叶素应警惕腹痛、血压升高等，冠心病、高血压的患者应慎用。同时应注意观察患者血压、心率等生命体征的变化，防止因止血药物使用不当导致血栓形成。若患者术后需要使用抗凝血药物预防血栓形成，应根据患者血液凝固情况及是否有腹腔出血，严格遵医嘱确定抗凝血药物的使用剂量和时间。用药期间密切观察患者有无出血倾向，如皮肤瘀斑、牙龈出血、鼻出血、血尿等，如有异常及时报告医生处理。

（三）脾热

1. 原因：脾热的发生原因目前仍不清楚。多数学者认为脾热与网状内皮系统功能减弱有关。Kupffer 细胞在维持人体内环境稳定和调节人体免疫应答系统功能方面发挥重要作用。在门静脉高压症术中脾热发生的主要原因可能是肝脏血流灌注减少，Kupffer 细胞功能出现一过性或永久性损伤。此外，脾热还可能与脾静脉残端内微小血栓形成、腹腔内残存血液或创面渗液的吸收等因素有关。

2. 临床表现：患者在术后 3 天至两周内，出现 38℃ 左右的弛张热，一般情况较好，通过病史、症状、体征和实验室检查等排除体内感染灶。

3. 防治要点。

1）预防措施：术中仔细止血，减少术后出血和渗液，术后有效引流。此外，有报道显示，在门静脉高压症手术后常规应用活血化瘀中药，可以明显降低脾热的发生率。

2）治疗措施：首选物理降温，如擦浴、冷敷等。如体温控制不理想，可选择阿司匹林、吲哚美辛栓剂等药物进行对症治疗。必要时，可短期静脉应用糖皮质激素来缓解症状，但必须同时合并使用抗生素治疗，以防止暴发性感染的发生。另外，还可静脉应用前列腺素 E，扩张肝脏循环血管，增加肝脏血流量，改善肝脏单核吞噬细胞系统功能。

4. 护理要点。

1）并发症预警：密切监测患者的体温变化，及时发现并处理脾热。观察患者的神志、面色、末梢循环等，鉴别脾热与其他严重并发症，如感染、出血等。

2）并发症护理。

（1）发热护理：体温低于 38.5℃ 时，采用温水擦浴、冰袋冷敷等物理降温措施；体温高于 38.5℃ 时遵医嘱在物理降温的基础上合理使用退热药物，并密切观察降温效果及患者反应。及时为患者更换被汗水浸湿的衣物、床单，保持皮肤清洁、干燥，防止受凉感冒，加重病情。

（2）饮食护理：饮食应清淡、易消化，摄入富含蛋白质、维生素的食物，合理的饮食有助于患者补充能量，促进切口愈合，增强机体免疫力，缓解脾热症状，促进身体恢复。

（3）活动护理：早期患者在床上进行简单的四肢活动，病情稳定后，根据体力逐渐增加活动量，先在床边站立，之后缓慢行走，促进胃肠蠕动，改善机体血液循环，减轻术后不适，加快康复进程。

（四）腹水

1. 原因。

1）门静脉压力增高：门静脉压力增高导致血液回流受阻，毛细血管通透性增加，血液成分渗出到腹腔。

2）肝功能损害：肝功能损害导致合成蛋白能力下降，血浆胶体渗透压降低，进一步加剧腹水的形成。

3）内脏血管扩张：肝硬化晚期，抗利尿激素、醛固酮等分泌增多、灭活减少，导致内脏血管扩张，有效循环血容量不足，进一步激活 RAS 系统，引起肾血管收缩和水钠潴留。

2. 临床表现：常表现为腹胀、腹部增大、呼吸困难、下肢水肿等。查体可见腹壁浅静脉曲张，移动性浊音阳性，叩诊腹部有液体波动感。

3. 防治要点。

1）预防措施：①精准处理门静脉相关血管，避免不必要的血管结扎、夹闭，确保血管吻合口通畅，减少因手术操作导致的门静脉血流受阻或反流，维持相对稳定的门静脉血流动力学；②保护腹腔淋巴组织，尽量减少对淋巴管的损伤，对于可见的淋巴管断端，妥善结扎或缝扎，防止淋巴液外漏，降低淋巴回流受阻引发腹水的可能性；③术前及术后合理使用利尿剂，如螺内酯等，促进水分排出，使用保肝药物改善肝功能，减少腹水产生。

2）治疗措施：以非手术治疗为主，必要时给予血浆或人血清白蛋白等增加血浆胶体渗透压。酌情应用利尿剂，如呋塞米、氨苯蝶啶、螺内酯或氢氯噻嗪等。注意补钾。反复多次排放腹水应特别慎重，注意防止引发腹腔内感染。对于难治性腹水，可考虑 TIPS 或脾动脉栓塞术等手术治疗。

4. 护理要点。

1）并发症预警：关注腹部体征变化，如腹部膨隆的速度，有无压痛、反跳痛等腹膜刺激征，及时发现腹水及相关并发症。

2）并发症护理：

（1）术后患者采取平卧位或低半卧位，减少腹腔压力，促进腹水排出。

（2）遵医嘱进食高蛋白、低钠、低脂的食物，促进肝功能恢复和腹水消退。

（3）定时测量患者腹围、体重，记录 24 小时出入量，通过数据对比，直观了解腹水的动态变化。

（4）保持引流通畅，定期更换引流袋，避免感染。

（五）消化道瘘

1. 原因：吻合口张力过大、吻合口血供不足、术后感染等因素导致消化道黏膜或肌层破损，使消化液流入腹腔。

2. 临床表现：多发生于术后 7～10 天。首先表现为局部腹膜刺激征，腹痛、胸痛，腹部有压痛及肌紧张，肠鸣音减弱或消失。全身表现为脉率细速，体温上升，早期血压正常，随着腹膜炎的发展，诱发中毒性休克，患者出现血压下降。

3. 防治要点。

1）预防措施：①确保吻合口无张力和良好缝合，避免过紧；②维持术中血供，必要时应用血管活性药物；③术前改善营养状态，术后适时启动营养支持；④使用现代材料如加强缝线或生物补片，以提高吻合口强度。

2）治疗措施：以禁食、持续胃肠减压、给予全胃肠外营养支持为主。一般情况下1～3周可以治愈。若出现脓肿，应考虑手术引流和应用抗生素。

4. 护理要点。

1）并发症预警：

（1）术后密切监测患者的生命体征，及时发现并处理异常情况。

（2）引流护理：保持引流通畅，定期更换引流袋，避免感染，密切观察引流液的颜色、性状和量，及时发现并处理异常情况。

2）并发症护理。

（1）体位管理：患者采取合适的体位，如半卧位，以减少腹腔压力，促进瘘口愈合。

（2）饮食护理：根据患者情况给予适当的饮食管理，如禁食等，启动肠外营养，根据代谢需求调整营养配方，确保充足的能量和蛋白质摄入，待瘘口愈合后再逐渐恢复饮食。

（3）胃肠减压护理：妥善固定胃管，防止胃管移位、脱出，保持胃管通畅，定时冲洗胃管，观察胃液的颜色、性状、量，若胃液出现浑浊、血性改变，及时报告医生。

（六）肝衰竭

1. 原因：门静脉高压症患者术前肝功能及其代偿状况一般较差，手术创伤、术中出血以及药物应用情况都会对术后肝功能产生影响。肝脏术后的基本病理改变为肝细胞坏死。围术期使用药物所致的肝坏死，大出血、重症感染以及心力衰竭等引起的低血压导致肝脏处于缺氧状态，使已有的肝脏损害加剧。

2. 临床表现：患者一般情况差，可有食欲缺乏、乏力、恶心、呕吐等表现，多数患者伴消瘦、腹水和黄疸。其氮质血症和少尿常在消化道出血、反复放腹水后突然出现。

3. 防治要点。

1）预防措施：规范使用影响肝功能的药物，如麻醉药、抗生素、消炎镇痛药及镇静药等。及时纠正缺氧或低氧状态，低血压、休克及大量出血导致缺氧时，肝脏所受的影响最大，尤其是既往已有肝损害者。术前需联合多种检查，识别高危患者，预测术后出现肝衰竭的风险。切除后可能出现残肝体积小的患者，可发生门静脉栓塞和急性肝胰蛋白合成功能衰竭。对于有潜在慢性肝疾病的患者，需结合 CT 评估安全的残肝体积，肝硬化患者通常保留 40% 的原肝体积，脂肪肝或胆汁淤积不伴肝硬化的患者通常保留 30% 的原肝体积。改善术前营养状态、减少术中失血量和输血需求能够降低术后肝衰竭的发生率。

2）治疗措施：①积极给予保肝及对症治疗，包括减少氨的来源、应用去氨药物以及支链氨基酸等；②人工肝支持治疗可通过血浆置换、胆红素吸附等方法清除有害物质，改善肝功能；③对于严重肝衰竭患者，肝移植是最终的治疗选择；④近年来，细胞治疗和基因治疗等新兴治疗方法也为肝衰竭提供了新的治疗途径。

4. 护理要点。

1）并发症预警：

（1）监测腹围、皮肤巩膜、胃肠道反应、呕血等情况，监测患者尿量，如出现少尿、无尿，积极预防肝肾综合征的发生。

（2）引流管理：观察并记录胃肠减压管、腹腔引流管等引流出液体的量、性状及颜色；保证引流通畅，确认引流管固定良好，观察周围有无渗出。

2）并发症护理。

（1）体位及活动：以卧床休息为主，平卧位有利于增加肝、肾血流量，改善肝细胞的营养，提高肾小球滤过率。患者可参加轻体力活动，避免过度疲劳。

（2）营养管理：早期营养支持，启动肠内营养，选择低氨基酸溶液。根据病情变化优化营养方案。出现肾功能下降或肝昏迷先兆时，应控制或禁食蛋白质。

（3）血糖管理：研究表明，血糖不仅能反映肝脏受损程度，而且是判断患者病情进展和预后的敏感指标。定期检测患者血糖，目标血糖控制在 6.2～10.0mmol/L。

（4）保持呼吸道通畅，维持有效的氧合，鼓励患者深呼吸，使用化痰药，进行湿化/雾化治疗、叩背、体位引流以及吸痰等。

（5）采取措施积极预防感染，如减少管道的留置及留置时间、定时更换留置管道、积极洗手和严格无菌操作等。

（七）肝性脊髓病

1. 原因：

1）肝功能不全导致氨及其他毒性物质代谢障碍，毒素可能通过血-脑屏障影响脊髓功能。

2）肝脏解毒功能下降，血浆中积累的代谢产物可能损伤脊髓组织。

3）门静脉高压可能引起脊髓微循环障碍，加重脊髓病变。

4）体内缺乏对脊髓神经具有保护和营养作用的必需物质（如 B 族维生素、磷脂等），引起脊髓神经损害。

2. 临床表现。

1）神经症状前期：主要为慢性肝病表现，如食欲减退、腹胀、乏力、肝脾大和腹水等。

2）亚临床期：计算能力下降，数字连接试验、视觉诱发电位检查结果阳性。

3）肝性脑病期：反复出现肝性脑病症状，如扑翼样震颤、认知障碍、意识模糊等。

4）脊髓病期：表现为双下肢沉重感、行走困难，逐渐发展成双下肢痉挛性瘫痪。晚期可出现屈曲性截瘫，少数可累及四肢。感觉和括约肌功能一般不受影响。

3. 防治要点。

1）预防措施：选择合适的手术方式，提高手术操作精准度，术后补充维生素 B_{12} 等 B 族维生素，使用药物减少氨的生成和吸收等。

2）治疗措施：对于药物治疗不应答的患者，早期行肝移植是目前已知唯一有效的治疗方案。

4. 护理要点。

1）并发症预警。

（1）神经系统监测：密切观察肌力、步态变化、感觉异常及反射情况。

（2）血氨水平管理：定期检测血氨水平，调整饮食和药物。

（3）监测患者的意识状态、精神状况，肝性脊髓病可能伴随肝性脑病，注意有无神思恍惚、嗜睡、性格改变等表现。

2）并发症护理。

（1）生活护理：协助患者进行日常生活活动，根据患者肌力情况调整辅助力度，保障患者基本生活需求；对卧床患者定时协助翻身、拍背，预防压疮形成；保持病房环境整洁、安静、安全，移除障碍物，地面保持干燥，防止患者因行动不便摔倒受伤。

（2）营养支持：提供适宜的肠内营养或肠外营养，维持良好的代谢状态。严格控制蛋白质摄入量，避免因蛋白质代谢产物积聚加重肝脏负担，根据患者肝功能情况调整蛋白质摄入量。

（3）运动与功能训练：早期开展肢体功能训练，预防肌肉萎缩和关节挛缩。

（4）心理支持：由于病情迁延、肢体活动受限，患者易出现焦虑、抑郁等负面情绪。护士应主动与患者沟通交流，耐心倾听其诉求，给予心理支持和安慰。

（5）康复指导：制订个性化的康复方案，包括物理治疗、作业治疗及心理辅导；鼓励高蛋白饮食及适量运动，增强体能和免疫力；定期评估功能恢复情况，必要时调整康复策略；结合社区资源，为患者提供持续的康复支持。

（八）静脉血栓形成

1. 原因：

1）肝硬化患者门静脉血流淤滞。

2）脾切除术后血小板增多以及脾静脉残端血栓蔓延等。

3）吻合口血栓形成与吻合口两侧系腔静脉压力差大小、吻合口表面光滑程度、吻合口口径以及有无成角扭曲有关。

4）下肢深静脉血栓的发生主要与术后患者下肢活动少有关。

2. 临床表现：门静脉栓塞诊断较难，常靠腹腔内出血、便血、麻痹型肠梗阻间接推断。分流术后早期吻合口血栓形成，多表现为食管曲张静脉复发出血。远端脾肾分流后，脾脏突然快速增大，需警惕吻合口血栓。门体型脑病显著加重、腹水加重也是其表现。下肢深静脉血栓主要表现为下肢肿胀、浅静脉怒张，由回流障碍所致，有时有与血栓部位一致的局限性压痛。

3. 防治要点。

1）预防措施：①预防门静脉血栓，术中精细操作、严格止血，术后监测血小板及凝血因子，合理使用抗凝药物；②预防吻合口血栓，术中游离血管长度足够，吻合静脉口径大小合适，吻合时保证静脉内膜外翻；③预防深静脉血栓，鼓励患者术后早期床上活动肢体。

2）治疗措施：①药物治疗，使用低分子量肝素、华法林等抗凝剂，根据凝血监测结果调整剂量，部分血栓较大的患者可在医生的指导下使用溶栓药物（如尿激酶、阿替普酶）；②介入治疗，针对顽固性血栓，可行门静脉支架植入、血栓摘除术或导管溶栓；③手术治疗，如吻合口或门静脉血栓严重影响血流，可考虑手术清除血栓；④对症支持治疗，如腹水、脾大等症状明显，可通过抽液、降低门静脉压力等方法缓解。

4. 护理要点。

1）并发症预警。

（1）术前准备：完善凝血功能检查，评估术中和术后血栓发生风险；指导患者提前戒烟、练习床上排便等。

（2）病情观察：对于门静脉血栓，注意腹痛、腹胀、便血等表现，及时进行影像学检查；对于吻合口血栓，警惕术后吻合口狭窄或血流异常引起的缺血表现；对于下肢深静脉血栓，观察下肢有无肿胀、皮肤发热及颜色异常。

2）并发症护理。

（1）活动管理：鼓励患者术后进行床上踝关节屈伸运动，逐步增加活动强度；协助不能活动的患者进行下肢按摩和肢体活动，防止血液淤滞；早期扶助患者下床行走，促进全身血液循环。

（2）药物管理：遵医嘱使用抗凝药物，定期监测凝血功能指标，调整剂量，观察抗凝药物的不良反应，警惕出血、血尿等迹象。

（3）机械辅助护理：正确使用压力梯度袜或间歇性气压装置，注意设备安装是否规范，避免压迫过紧。

（4）饮食护理：术后给予清淡、易消化饮食，鼓励患者多饮水，避免血液过度黏稠。

（九）肝性脑病

1. 原因：手术导致肝脏血液循环改变，使得大量门静脉血绕过肝脏直接进入体循环。这导致肝脏代谢氨等毒性物质的能力下降，造成血氨堆积，干扰大脑能量代谢和神经传导。此外，术后护理不当、感染、大量进食高蛋白食物或上消化道出血等因素也可能诱发肝性脑病。

2. 肝性脑病的分期、临床表现见表5-1-1。

表5-1-1　肝性脑病的分期、临床表现

分期	临床表现	神经体征	脑电图
潜伏期（0期）	无明显临床症状	—	—
前驱期（1期）	轻度意识障碍，如焦虑、淡漠、健忘等	可有扑翼样震颤	多正常

分期	临床表现	神经体征	脑电图
昏迷前期（2期）	意识错乱，睡眠障碍，行为失常，定向和理解力减退，言语不清，书写障碍	腱反射亢进，肌张力增高，扑翼样震颤明显	异常
昏睡期（3期）	以昏睡为主，可唤醒但神志不清，有幻觉	神经体征加重，扑翼样震颤仍存在	有异常波形
昏迷期（4期）	昏迷，不能唤醒，对疼痛刺激尚有反应，但无神志反应	各种反射消失，肌张力降低	明显异常

3. 防治要点。

1）预防措施：①术前充分评估患者的肝功能和门静脉高压程度，制订合理的手术方案；②术中减少手术创伤，缩短手术时间，避免大量失血，防止肝脏缺血再灌注损伤，精准结扎血管，减少肠道淤血，降低肠道细菌移位和毒素吸收风险，避免过度分流；③术后密切监测患者的肝功能和血氨水平，及时调整治疗方案，给予患者低脂、高热量、高维生素、易消化的饮食，根据肝功能决定饮食中蛋白质的含量；④避免使用对肝脏有损害的药物。

2）治疗措施：①乳果糖降低肠道pH值，减少氨的产生和吸收，使用抗生素如利福昔明减少产氨菌群；②纠正电解质紊乱和酸碱失衡，加强营养支持，适量补充支链氨基酸；③对于严重的肝性脑病患者，可采用血液透析、血液滤过、血浆置换等方法，清除体内的毒素、氨及其他有害物质，纠正代谢紊乱。

4. 护理要点。

1）并发症预警。

（1）肠道准备：术前口服抗生素抑制肠道细菌生长，减少氨的产生。采用生理盐水或弱酸性溶液灌肠，保持肠道清洁，降低术后肝性脑病的发生风险。

（2）观察患者的意识状态、精神行为、生命体征等。采用数字连接试验等方法评估患者的认知功能，早期识别肝性脑病的症状。

（3）引流护理：妥善固定胃管、腹腔引流管等，保持引流通畅，观察引流液的颜色、量和性状。若胃管引出大量血性液体，可能提示消化道出血，需及时处理。消化道出血是诱发肝性脑病的重要因素。

2）并发症护理。

（1）饮食护理：术后早期禁食，胃肠功能恢复后给予高蛋白、高能量饮食，逐渐增加蛋白质的摄入。分流术后限制蛋白质饮食，以降低血氨水平。

（2）促进肠道蠕动：鼓励患者早期床上活动，促进胃肠蠕动恢复。遵医嘱给予乳果糖口服或灌肠，调节肠道pH值，使肠道呈酸性环境，减少氨的吸收。保持大便通畅，以每天1~2次为宜，若患者出现便秘，及时采取措施处理。

（3）安全护理：对于意识障碍或行为异常的患者，使用床档、约束带等进行保护，防止坠床、自伤等意外事件发生。将患者常用的物品放置在易取处，满足患者的基本生活需求。

七、治疗预后评价

门静脉高压症的手术治疗生存率因手术方式、肝功能等多种因素不同而异。门体分流术 1 年生存率为 70%～80%，5 年生存率为 40%～60%；断流术 1 年生存率为 80%～90%，5 年生存率为 50%～70%。Child～Pugh A 级患者术后 1 年生存率为 90% 左右，5 年生存率为 70%～80%；B 级患者 1 年生存率为 70%～80%，5 年生存率为 50%～60%；C 级患者 1 年生存率常低于 50%，5 年生存率低于 30%。对于肝功能极差、晚期肝硬化的门静脉高压症患者，肝移植是一种有效的治疗手段，可以获得 70% 左右的远期生存率。

第二节 原发性肝癌

一、概述

肝癌分为原发性肝癌和继发性肝癌。原发性肝癌是指肝细胞或肝内胆管上皮细胞发生的恶性肿瘤，是我国常见的恶性肿瘤之一，其死亡率在恶性肿瘤中居第二位。继发性肝癌常由身体其他器官癌肿转移到肝引起，其临床表现常以原发性癌肿所引起的临床症状为主，预后不佳。

二、病因与发病机制

原发性肝癌的病因和发病机制尚未完全明确，可能的致病因素包括以下几种。

1. 肝硬化：原发性肝癌合并肝硬化者占 50%～90%，我国多数为乙型肝炎或丙型肝炎发展成肝硬化。

2. 病毒性肝炎：肝癌患者常有急性肝炎—慢性肝炎—肝硬化—肝癌的病程。

3. 饮食：黄曲霉毒素、含亚硝胺的食物、藻类毒素污染的水等均与肝癌的发生密切相关。

4. 其他：有机氯农药、偶氮芥类、苯酚等化学物质，寄生虫感染，长期吸烟及饮酒，代谢因素及遗传因素等。

三、病理分类

原发性肝癌按病理形态可分为 3 类：块状型、结节型和弥漫型；按肿瘤大小可分为 4 类：微小肝癌（直径≤2cm）、小肝癌（2cm<直径≤5cm）、大肝癌（5cm<直径≤10cm）和巨大肝癌（直径>10cm）；按组织病理类型可分为 3 类：肝细胞肝癌、胆管细胞癌和混合型肝癌。我国以肝细胞肝癌为主，约占原发性肝癌的 90%。

四、临床表现

（一）症状

1. 肝区疼痛：右上腹或中上腹持续性钝痛、胀痛或刺痛，夜间或劳累后加重。
2. 消化道症状：表现为食欲减退、腹胀等，早期不明显。
3. 全身症状。
1）消瘦、乏力：早期不明显，随病情发展而逐渐加重，晚期体重进行性下降，可伴有腹水、水肿等恶病质表现。
2）发热：多为不明原因的持续性低热或不规则发热，抗生素治疗无效。
4. 癌旁综合征：主要有低血糖症、红细胞增多症、高钙血症和高胆固醇血症，如发生肝外转移，则出现相应症状。

（二）体征

1. 肝大与肿块：为中晚期肝癌常见的临床体征。肝脏进行性增大，质地坚硬，表面高低不平，有明显的结节或肿块。
2. 黄疸与腹水：晚期肝癌患者均可出现。

五、外科治疗

（一）肝切除术

肝切除术包括肝叶切除术和肝段切除术，是早期肝癌的主要治疗方法，适用于以下情况：①肝癌局限于肝脏，无肝外转移和血管侵犯；②肝功能代偿良好；③肝脏储备功能充足；④无严重并发症（如严重心肺疾病或其他手术禁忌证）。

切除方式：①解剖性切除，基于肝段或肝叶的解剖学分布切除肿瘤，适用于单个局限性病灶，能最大限度地减少肿瘤复发；②非解剖性切除，仅切除肿瘤周围组织，适用于肝储备功能较差的患者。随着腹腔镜技术的发展，部分小肝癌患者可以选择腹腔镜肝切除，创伤小、恢复快。

（二）肝移植

肝移植适用于肝功能严重受损且肿瘤范围符合标准的患者，特别是合并肝硬化的患者。适用米兰标准（Milan Criteria）：单个肿瘤直径≤5cm，或≤3个肿瘤且每个直径≤3cm；无肝外转移和大血管侵犯。扩大选择标准，如加州大学旧金山分校（University of California，San Francisco，UCSF）标准：单个肿瘤直径≤6.5cm，或≤3个肿瘤且每个直径≤4.5cm，总直径≤8cm。

六、手术并发症及护理

（一）胆漏

1. 原因。

1）胆管结扎不牢：胆管与肝门结缔组织一起结扎导致结扎线滑脱或结扎不全。

2）胆管回缩、漏扎：细小胆管牵拉撕脱后回缩。

3）肝断面缺血性坏死：小胆管结扎线脱落或胆管壁坏死破裂，胆汁外漏，断面坏死组织多。

4）胆道系统梗阻：术中主干胆道损伤、凝血块、结石残留阻塞胆道，或肿瘤巨大、肝门部转移淋巴结肿大等导致胆道梗阻，肝内小胆管压力升高，冲破闭合微小胆管引发胆瘘。

2. 临床表现。

1）引流液异常：术后引流管引出胆汁样液体是胆漏最直接的表现。引流液的量可多可少，早期颜色多为淡黄色或黄绿色，随着时间推移，若合并感染，可变得浑浊、有异味。

2）腹痛：患者常出现右上腹或全腹持续性胀痛，疼痛程度轻重不一。

3）发热：多数患者会出现发热症状，体温可在 38～39℃ 波动，若感染严重，可出现高热、寒战。

3. 防治要点。

1）预防措施：①术中仔细解剖，明确胆管解剖结构，避免胆管损伤；②使用高清腹腔镜、胆道镜辅助，降低胆管损伤风险；③避免过度游离胆管，保护胆管周围血管网，维持胆管良好的血供；④合理放置腹腔引流管，确保引流通畅，及时引出可能漏出的胆汁，降低胆汁性腹膜炎的发生风险。

2）治疗措施：保守治疗适用于胆漏量较少、无明显腹膜炎体征的患者，主要包括通畅引流、控制感染、营养支持等。保守治疗效果不佳的患者可选择经皮经肝胆道引流（percutaneous transhepatic cholangial drainage，PTCD），在影像技术辅助下经皮经肝在胆道内放置导管，降低胆道压力，或采用内镜逆行胰胆管造影（endoscopic retrograde cholangiopancreatography，ERCP），通过内镜放置胆道支架，以促进胆漏愈合。如果保守治疗和介入治疗无效，或胆漏量大、并发胆道梗阻，需进行二次手术修补漏口。

4. 护理要点。

1）并发症预警：

（1）协助进行术前胆管解剖结构的影像学检查，明确可能的胆管变异，预防术中损伤。

（2）严密监测引流液的性状、颜色及量，特别是胆汁样液体的变化。若发现引流液呈黄绿色或量显著增加，应立即通知医生。

（3）定期监测体温、白细胞计数、C-反应蛋白等指标，预防和及时处理可能的术后感染。

（4）通过床旁胆道压力监测技术，实时了解胆道内压力变化，早期发现胆漏。

2）并发症护理。

（1）营养支持：加强术后营养支持有助于促进胆漏愈合。术后早期应根据患者的消化功能恢复情况，逐步从肠外营养过渡到肠内营养，并保持低脂饮食以减少胆汁分泌，降低胆道压力。

（2）体位管理与活动：术后患者采取半卧位有助于胆汁的引流，减少腹水。指导患者适量活动，不仅能促进全身血液循环，还能提高免疫力，降低血栓形成风险。

（3）遵医嘱按时、按量给予抗生素、解痉镇痛药物等，确保药物的疗效，观察患者有无药物不良反应。

（4）引流护理：妥善安置引流管，防止其扭曲、受压和脱落。保持引流通畅，定期挤压引流管，避免堵塞。

（二）肝肾综合征

1. 原因：手术损伤使肝脏功能急剧恶化，白蛋白合成减少，毒素蓄积，影响肾脏灌注。同时，持续门静脉高压导致内脏血管扩张，肾动脉收缩，肾血流减少。此外，手术创伤引发的炎症反应释放细胞因子损伤肾血管内皮。

2. 临床表现：肝脾大、肝区痛、黄疸、肝功能障碍及逐渐出现少尿或无尿、氮质血症、稀释性低钠血症和低尿钠等。

3. 防治要点。

1）预防措施：①术前积极评估肝肾功能，术中减少创伤打击，尽量缩短手术时间，减少出血，维持术中血压平稳；②术后维持有效的血容量，防止出现腹水及低蛋白血症；③维持水电解质及酸碱平衡；④应用抗生素预防感染。

2）治疗措施：①液体复苏、纠正电解质紊乱、营养支持；②药物治疗常用特利加压素等血管活性药物及白蛋白；③肾脏替代治疗如连续肾脏替代疗法（continuous renal replacement therapy，CRRT），可清除毒素和多余水分，但不能替代肝脏原发病的治疗。

4. 护理要点。

1）并发症预警：

（1）严密监测尿量及尿液性状（如尿钠水平、尿渗透压）。加强血肌酐、尿素氮等生化指标的动态检测，早期识别肾功能恶化。

（2）有腹水和水肿的患者应限制水和钠的摄入。

2）并发症护理。

（1）循环支持：维持有效循环血容量，避免术后低血压和低血容量状态发生。谨慎使用利尿剂，防止血容量进一步下降。

（2）用药管理：遵医嘱准确使用血管活性药物、白蛋白等，注意药物的剂量、浓度、输注速度和输注时间。注意观察过敏反应及治疗效果，避免使用肾毒性药物。

（3）饮食护理：根据患者的肝功能和血氨水平，合理调整蛋白质的摄入量。

（三）胸水

1. 原因：

1）肝功能受损，合成白蛋白能力下降，术后机体处于应激状态，蛋白消耗增加，导致血浆胶体渗透压降低，液体从血管内漏入胸腔。

2）术后膈下积液若未及时引流或吸收，易发生感染，炎症刺激胸膜，导致胸膜通透性增加，引发胸水。

3）手术过程中损伤膈肌，导致淋巴液或腹水通过膈肌破损处进入胸腔，尤其是右半肝切除手术，因靠近膈肌，更易出现此类情况。

4）术后患者免疫力下降，卧床时间长，易发生肺部感染，炎症累及胸膜，产生胸水。

2. 临床表现：

1）胸水增加胸廓压力，导致呼吸困难。

2）部分患者可能感到胸部闷痛或刺痛。

3）刺激性咳嗽，尤其是在体位改变时。

4）听诊时胸部呼吸音减弱或消失。

3. 防治要点。

1）预防措施：①优化手术操作，手术过程中尽量减少对胸膜和周围组织的损伤，避免淋巴管和血管的损伤；②加强术后营养支持，术后给予患者高蛋白、高热量、高维生素的饮食，以改善营养状况，提高血浆渗透压，减少胸水的发生；③预防感染，术后加强抗感染治疗，预防胸膜炎症反应的发生；④密切监测，术后密切监测患者的生命体征和胸水情况，及时发现并处理。

2）治疗措施：①在积液量较大且引起症状时，可行胸腔穿刺排液；②在医生的指导下使用利尿剂，减少体液潴留；③静脉补充白蛋白，以改善低蛋白血症；④若合并感染，需根据病原学选择适当的抗生素。

4. 护理要点。

1）并发症预警。

（1）呼吸道准备：指导患者进行深呼吸训练和有效咳嗽训练，教会患者使用呼吸训练器，增加肺活量。对于吸烟患者，劝其戒烟，减少术后肺部感染的发生风险。

（2）加强营养支持，提高患者血浆蛋白水平，降低胸水的发生风险。

2）并发症护理。

（1）体位管理：患者采取半卧位或侧卧位，减轻胸腔压力，改善呼吸困难。

（2）胸腔引流：定期观察引流物的量、颜色和性状，保持引流通畅，避免感染。

（3）呼吸道护理：鼓励患者早期活动，定时翻身、拍背，促进痰液排出。指导患者进行深呼吸和有效咳嗽训练，对于痰液黏稠不易咳出的患者，可给予雾化吸入，稀释痰液。

（四）肝移植术后排斥反应

1. 原因。

1) 免疫因素：人体免疫系统将移植肝脏识别为外来异物，受者的 T 淋巴细胞被激活，启动细胞免疫反应，攻击移植肝脏细胞。主要组织相容性复合体（major histocompatibility complex，MHC）的差异是引发免疫排斥的关键因素，供体与受体 MHC 的匹配度越低，排斥反应发生的可能性越高。

2) 非免疫因素：移植肝脏的缺血再灌注损伤可导致大量炎性因子释放，激活免疫系统，增加排斥反应风险。此外，术后感染、药物剂量不当等也可能诱发排斥反应。

2. 临床表现。

1) 急性排斥反应：多发生在术后 1 个月内，患者可出现发热、乏力、黄疸，移植肝区胀痛、压痛，胆汁分泌量减少、颜色变淡，血清胆红素、转氨酶、碱性磷酸酶等升高。

2) 慢性排斥反应：可能发生在移植后的 6 个月到数年之间，表现为渐进性肝功能损害，如持续升高的转氨酶、胆红素等。此外，还可能出现门静脉高压、肝纤维化和肝硬化等并发症。

3. 防治要点。

1) 预防措施：合理使用免疫抑制剂。免疫抑制剂能够抑制免疫系统的活性，减少排斥反应的发生。常用的免疫抑制剂包括环孢素 A、皮质类固醇（如氢化可的松、泼尼松等）、FK506（tacrolimus）、骁悉（霉酚酸酯）等。此外，术后早期根据患者的感染风险，适当使用抗生素预防感染，以及接种某些疫苗，也可以降低排斥反应的发生风险。

2) 治疗措施：①急性排斥反应的治疗，采用大剂量糖皮质激素冲击治疗，如甲泼尼龙琥珀酸钠，多数患者可缓解，对于激素抵抗型排斥反应，可使用抗淋巴细胞抗体，如抗胸腺细胞球蛋白或抗 CD3 单克隆抗体（OKT3）等；②慢性排斥反应的治疗，调整免疫抑制剂方案，尝试更换药物或增加剂量。部分患者可考虑再次肝移植，但手术风险高，需严格评估。

4. 护理要点。

1) 并发症预警。

(1) 向患者讲解术后可能出现的排斥反应症状，如发热、黄疸、肝区疼痛等，使其增强自我监测意识。告知患者免疫抑制剂的使用方法、注意事项及可能的不良反应。

(2) 病情观察：密切观察体温、脉搏、呼吸和血压变化，定期监测肝功能指标，尽早识别功能异常，发现排斥征兆。

2) 并发症护理。

(1) 药物管理：严格按照医嘱定时、定量给予免疫抑制剂，确保药物按时、准确进入患者体内。密切观察药物不良反应，如他克莫司可能导致血糖升高、肾功能损害，环孢素可能引起高血压、多毛症等。定期监测免疫抑制剂血药浓度，根据结果调整药物剂量，确保药物在有效浓度范围内。部分免疫抑制剂对肾功能有影响，需定期监测肾功能。

（2）感染预防：加强病房环境管理，保持病房清洁、通风，定期进行空气消毒，严格执行无菌操作。

（3）饮食护理：遵循营养均衡、低脂、适量蛋白质的饮食原则。增加新鲜蔬菜、水果的摄入，保持大便通畅。避免食用可能影响免疫抑制剂疗效的食物，如葡萄柚等。

（4）随访：定期复查肝功能、血常规、凝血功能、免疫抑制剂血药浓度等。一般术后1个月内每周复查1次，1~3个月每2周复查1次，3~6个月每个月复查1次，6个月后根据病情调整复查时间。通过定期复查，及时发现排斥反应、感染等，调整治疗方案。

七、治疗预后评价

对于早期、肿瘤小且单发、无血管侵犯的肝癌，手术切除彻底，预后较好。早期患者5年生存率可达70%~80%。对于晚期、肿瘤大或多发、有血管侵犯的肝癌，手术难以根治，复发转移风险高，5年生存率可能低于20%。单个肿瘤直径<5cm，或肿瘤数量不超过3个且最大直径<3cm，无血管及远处转移，肝移植后5年生存率可达70%左右。肝癌手术后5年总体复发率达50%~70%，肝移植术后5年复发率也可达4.3%~57.8%。术后配合介入、靶向、免疫等辅助治疗，能降低复发风险，复发率较单纯手术降低20%~30%，5年生存率提高10%~20%。

参考文献

［1］中华医学会外科学分会. 肝胆外科手术并发症防治指南［M］. 北京：人民卫生出版社，2023.

［2］李乐之，路潜. 外科护理学［M］. 7版. 北京：人民卫生出版社，2021.

［3］吴在德，吴肇汉. 外科学［M］. 10版. 北京：人民卫生出版社，2022.

［4］中华医学会外科学分会. 中国门静脉高压症诊治指南（2022版）［J］. 中华外科杂志，2022，60（10）：789－812.

［5］中华医学会器官移植学分会，中国医师协会器官移植医师分会. 中国肝移植围手术期管理专家共识（2021版）［J］. 中华器官移植杂志，2021，42（7）：385－398.

［6］中国抗癌协会肝癌专业委员会. 中国肿瘤整合诊治指南－肝癌（2022精简版）［J］. 中国肿瘤临床，2022，49（17）：865－873.

第六章　胆道疾病手术及并发症的护理

胆道的主要功能是运输、储存胆汁和调节胆汁的排放。胆汁经胆道进入肠道，对脂肪的消化与吸收起着不可或缺的作用。胆道是人体消化系统的关键组成部分，主要由肝内胆管、肝外胆管、胆囊和 Oddi 括约肌构成。肝内胆管起自肝细胞间的胆小管，逐步汇合成小叶间胆管、肝段胆管、肝叶胆管，最后形成左、右肝管出肝门。肝外胆管包括肝总管、胆囊管、胆囊和胆总管。胆总管长 4～8cm，直径 0.6～0.8cm，分为 4 段：十二指肠上段、十二指肠后段、胰腺段和十二指肠壁内段。胆总管与主胰管在肠壁内汇合，膨大呈壶状，亦称 Vater 壶腹。壶腹周围有 Oddi 括约肌包绕，末端通常开口于十二指肠乳头。胆总管和主胰管的汇合常发生解剖变异。肝总管由左、右肝管汇合而成，胆囊管连接胆囊与肝总管，最终开口于十二指肠。

胆囊有储存和浓缩胆汁的功能。胆囊为腹膜间位器官，呈梨形，游离的一侧被脏腹膜覆盖，另一侧位于肝脏面胆囊窝内，借结缔组织与肝相连。胆囊分为底、体、颈三部分。底部为盲端，是胆囊穿孔的好发部位。胆囊颈上部呈囊状扩大，称 Hartma 袋，胆囊结石常滞留于此处。

胆道疾病种类繁多，手术治疗对于常见胆道疾病意义重大。接受胆囊切除术的患者中，约 90% 以上术后症状明显缓解，生活质量显著提高。胆道手术的并发症发生率为 10%～20%。并发症不仅会延长患者住院时间，增加医疗费用，还可能导致患者出现严重的健康问题，如感染性休克、肝衰竭等，甚至危及生命。加强并发症管理至关重要。

第一节　胆囊结石

一、概述

胆囊结石（cholecystolithiasis）为发生在胆囊内的结石，主要为胆固醇结石或以胆固醇为主的混合型结石，常与急性胆囊炎并存，多见于成年人。

二、病因与发病机制

胆囊结石是多种因素综合作用的结果。胆汁中胆固醇过饱和、胆固醇成核过程异常及胆囊功能异常等因素可引起胆汁的成分和理化性质发生变化，使胆汁中的胆固醇呈过饱和状态，进而沉淀析出结晶形成结石。在我国经济发达城市及西北地区，胆囊结石的发病率相对较高，可能与饮食习惯有关。

三、病理改变

饱餐及进食油腻食物引起胆囊收缩，或体位改变引起结石移位并嵌顿于胆囊颈部导致胆汁排出受阻，胆囊强烈收缩引起胆绞痛。因解剖学变异，胆管与胆总管伴行过长或胆囊管与肝总管汇合位置过低，较大的结石持续嵌顿和压迫胆囊壶腹部或颈部，可引起肝总管狭窄或胆囊胆管瘘，引起反复发作的胆囊炎、胆管炎或梗阻性黄疸。较小的结石可经过胆囊管排入胆总管形成继发性胆总管结石。若胆结石长期嵌顿而未合并感染，胆囊内可出现白胆汁积液。此外，结石及炎症反复刺激胆囊黏膜可能诱发胆囊癌。

四、临床表现

（一）症状

胆囊结石的临床症状取决于结石的大小、位置以及有无阻塞与感染等。大多数患者可无症状，称为无症状胆囊结石。少数患者可出现胆绞痛的典型症状。

1. 消化道症状：50%～70% 的患者进食油腻食物后会出现上腹部或右上腹隐痛、胀痛，还伴有恶心、呕吐、嗳气等。

2. 胆绞痛：典型症状之一，多在饱餐、进食油腻食物后或睡眠体位改变时发作。疼痛位于右上腹或上腹部，呈阵发性疼痛或持续疼痛阵发性加剧，可向右肩部或背部放射。

3. 胆囊积液：胆囊结石长期嵌顿或阻塞胆囊管但未合并感染时，胆囊黏膜吸收胆汁中的胆色素并分泌黏液性物质导致胆囊积液。积液透明无色，称为白胆汁。

4. Mirizzi 综合征：少数情况下，较大胆囊结石长时间嵌顿压迫胆囊壶腹部或胆囊管，导致胆总管狭窄或梗阻，引发炎症，出现反复发作的胆囊炎、胆管炎症状，如右上腹疼痛、发热、黄疸等。胆道影像学检查可见胆囊增大、肝总管扩张、胆总管正常。

5. 其他症状：若结石排入胆总管造成梗阻，会导致胆汁淤积，患者出现黄疸，表现为皮肤和巩膜黄染，尿色加深，大便颜色变浅。还可能引发胆源性胰腺炎，患者上腹部剧烈疼痛，向腰背部放射，伴有恶心、呕吐，呕吐后疼痛不缓解，严重时会出现休克、呼吸困难等，病情凶险，死亡率较高。肝区疼痛：右上腹或中上腹持续性钝痛、胀痛或刺痛，夜间或劳累后加重。

（二）体征

右上腹有时可触及肿大的胆囊。若合并感染，右上腹可有明显压痛、反跳痛或肌紧张。

五、手术治疗

（一）手术指征

手术指征：①结石数量多及结石直径≥2cm；②胆囊壁钙化或瓷性胆囊；③伴有胆囊息肉且直径≥1cm；④胆囊壁增厚（>3mm），伴有慢性胆囊炎。

（二）常见术式

1. 开腹胆囊切除术：通过在右上腹做较大切口，直接暴露胆囊，然后将胆囊完整切除。这种手术方式术野清晰，医生能直接处理复杂情况，但创伤较大，术后恢复时间长，患者疼痛较为明显，住院时间通常在7～10天。

2. 腹腔镜胆囊切除术：目前治疗胆囊结石的首选式式，具有创伤小、恢复快、疼痛轻、住院时间短等优点。大部分患者术后1～2天即可出院，1周左右可恢复正常生活。对于一些胆囊三角解剖结构复杂、胆囊严重粘连的患者，可能存在一定难度和风险。

3. 小切口胆囊切除术：相比传统开腹手术，手术切口一般在5～8cm，远小于传统开腹手术的切口（10～20cm），创伤小，能有效减少术中出血。

六、手术并发症及护理

（一）胆漏

1. 原因。

1）手术操作因素：胆囊切除术尤其是腹腔镜胆囊切除术，若术中胆囊管残端处理不当，如结扎线脱落、钛夹松动或夹闭不全，会导致胆汁从胆囊管残端漏出。另外，在解剖胆囊三角时，过度牵拉、电凝热损伤等可能造成胆管壁缺血、坏死，进而引发胆漏。

2）胆管损伤：因胆囊与周围组织粘连严重，解剖结构不清，术中易误伤胆管，胆汁外流形成胆漏。

3）胆囊床毛细胆管渗漏：胆囊切除后，胆囊床毛细胆管可能因手术创伤、炎症刺激等出现胆汁渗漏。

4）T管拔出不当：拔管时动作粗暴，或缝合线误缝到T管，可致窦道撕裂，或窦道与腹壁、窦道与胆总管分离撕裂形成胆漏。

2. 临床表现：参见第五章第二节"原发性肝癌"手术并发症及护理的相关内容。

3. 防治要点。

1）预防措施：①手术过程中提高术野清晰度，精准解剖胆囊三角，避免盲目操作，及时发现胆管损伤或异常；②对于胆囊管残端，采用可靠的结扎或夹闭方法，确保封闭严密，保护胆管的血运，避免过度电凝；③T管放置时长及大小适当，缝合疏密均匀，

T 管周围覆以大网膜以利于窦道形成，拔 T 管时应轻柔，预先行 T 管造影及夹管证实胆道通畅无残石。

2）治疗措施：小的胆漏可通过引流和全身抗生素治疗来管理。内镜逆行胰胆管造影结合胆管支架置入有助于胆漏的愈合。保守和内镜治疗效果不佳的患者需要外科手术修补。

4. 护理要点：参见第五章第二节"原发性肝癌"手术并发症及护理的相关内容。

（二）胆管损伤及狭窄

1. 原因：胆囊与周围组织粘连严重，尤其是胆囊三角区组织充血、水肿、增厚，解剖层次不清，在炎症或解剖变异的情况下，操作者术中未能正确识别胆管解剖，盲目钳夹、结扎，损伤胆管。受损部位胆管纤维瘢痕增生挛缩，导致胆管狭窄，可伴胆道梗阻、胆汁引流不畅及反复胆道感染。

2. 临床表现：胆道损伤的患者术后多出现黄疸、发热、切口或腹腔引流管周围有胆汁渗出。体检发现上腹部压痛、反跳痛，移动性浊音阳性，肝区可有叩击痛。但有少数患者可以没有腹部压痛及腹膜炎的表现。胆道狭窄患者往往反复出现夏科三联征（Charcot 三联征），可合并肝胆管结石、胆汁性肝硬化、门静脉高压症等。

3. 防治要点。

1）预防措施：术前精准评估，利用多模态影像学检查，如磁共振胰胆管造影、CT 血管造影等，详细了解胆囊及胆管的解剖结构、变异情况以及与周围组织的关系。通过三维重建技术，更直观地展示胆管走行，帮助医生制订精准的手术方案，降低胆管损伤风险。手术过程中遵循"宁伤胆囊，勿伤胆管"的原则，采用精细化操作技术，如钝性分离与锐性分离相结合。在解剖胆囊三角区域时，保持术野清晰，准确识别胆管、血管等结构，逐步分离。对于胆囊三角区域解剖困难的患者，可采用逆行胆囊切除术等方法，减少胆管损伤的可能性。

2）治疗措施：对于早期发现的胆管壁小穿孔或部分损伤，可在术中直接修补。使用可吸收缝线精细缝合胆管壁，同时放置 T 管引流，支撑胆管，促进愈合。T 管一般需放置 3~6 个月，以防止胆管狭窄。当胆管损伤严重，无法直接修补时，常采用胆肠吻合术，如胆管空肠 Roux-en-Y 吻合术。将胆管与空肠吻合，重建胆汁引流通道。术后需注意吻合口的血运和愈合情况，防止吻合口狭窄和胆漏。对于一些不宜立即手术的患者，可采用 PTCD 或 ERCP，解除胆管梗阻，恢复胆汁引流，为后续手术创造条件。

4. 护理要点。

1）并发症预警：

（1）协助医生全面收集患者的各项检查资料，为医生准确评估胆道解剖结构提供依据。

（2）密切观察引流液的颜色、量和性状，若引流液为胆汁样或含有絮状物，及时报告医生，警惕胆道损伤及狭窄的发生。

（3）密切观察腹部症状和体征的变化，腹痛的性质、程度和部位改变，以及腹胀是否加重等。

（4）观察患者皮肤和巩膜的黄染程度、肝功能指标的变化，了解胆道梗阻的程度和肝功能受损情况。若黄疸进行性加重、肝功能指标持续恶化，提示胆道狭窄或损伤严重，需及时调整治疗方案。

2）并发症护理

（1）心理支持：胆道损伤患者多需再次手术治疗，大多数患者由于第一次手术失败，担心治疗后的效果不佳，易产生疑虑、焦虑和恐惧等。应体谅患者，耐心向其解释有关本病的知识及相关治疗与护理的重要性，帮助患者树立战胜疾病的信心。

（2）饮食护理：营造良好的进餐环境，对于因疼痛、恶心、呕吐影响食欲的患者，餐前可适当用药物控制，鼓励患者尽可能经口摄入营养素。不能经口进食或经口摄入不足者，根据其营养状况，给予肠内营养、肠外营养支持，改善患者营养状况，提高对手术及其他治疗的耐受性，促进康复。

（3）发热护理：注意保暖，防止受凉，多饮水；体温超过 39℃，予以物理降温或药物降温，保证液体入量，同时加强口腔护理和基础护理。

（4）引流护理：引流管稳妥固定，严防脱落，保持引流通畅，若引流胆汁突然减少或无胆汁引流出，应先从上至下挤捏体外引流管，无效时冲洗。当冲洗不畅或有外渗时则停止冲洗，检查引流管是否已经脱落或堵塞，观察并记录 24 小时引流液的量、性状及颜色。

（三）胆囊管残留综合征

1．原因：

1）术中胆囊管残留的长度建议为 0.3~0.5cm，如胆囊管残留过长，超过 1.0cm，出现炎症、结石，甚至逐渐扩张，形成"小胆囊"，可引起疼痛等症状。

2）炎症、水肿、粘连严重时，因局部解剖不清楚，术者担心损伤肝外胆管，尤其是胆囊动脉和胆囊管紧密粘连、分离易出血，常将二者一并结扎，就会留下过长的胆囊管。此外，部分患者胆囊管较长，与胆总管并行一段或有纤维粘连使它与胆总管紧贴在一起，或因胆囊管绕行于胆总管之前或之后而开口异常，切除胆囊后胆囊管残留较长。

3）术中未能彻底清除胆囊管内的结石，残留的结石会刺激胆囊管，引起局部炎症、狭窄，阻碍胆汁排泄，最终导致胆囊管残留综合征。

2．临床表现：胆囊切除术后至症状出现的时间为半年至数年不等，少数患者可在术后早期即出现症状。主要症状为腹痛和黄疸，其他还有消化不良、厌食、腹胀、恶心和呕吐等。腹痛主要位于上腹部或右上腹部，可向背部及右肩放射。缓解期一般无症状和体征。

3．防治要点。

1）预防措施：胆囊切除时应注意解剖变异的特点，避免胆囊管残留过长，同时要正确处理胆管病变，以免术后遗留胆管高压等病理因素。术前行 ERCP，插管成功后常规胆道显影，令患者转动体位，多体位摄片，明确胆囊管的起始部位、走行及与胆总管、左右肝管的关系，有利于减少胆囊管残留过长的发生。

2）治疗措施：对于症状较轻的患者，可先采用药物治疗。解痉镇痛药物可解除胆管痉挛，减轻疼痛；抗生素控制感染；利胆药物可促进胆汁排泄，减轻胆管炎症。对于药物治疗无效或症状严重的患者，需考虑手术治疗。ERCP 可诊断和治疗胆囊管残留的结石，PTCD 可减轻胆道压力。

4. 护理要点：参见本节"胆管损伤及狭窄"护理的相关内容。

（四）气腹症

1. 原因：气腹症的主要原因是行腹腔镜胆囊切除术时人工建立气腹导致的二氧化碳潴留。通常，手术过程中会向腹腔内注入二氧化碳气体，以便为外科医生提供更好的术野和操作空间。然而，如果气体注入过多、过快，或者术后气体未能完全排出，就可能导致术后气腹症。此外，手术过程中的创伤、术后胃肠道功能未完全恢复以及腹腔粘连等因素也可能影响气体的正常排出，从而加剧气腹症。

2. 临床表现。

1）患者常出现不同程度的腹胀，部分患者伴有腹部隐痛或胀痛。若气体刺激膈肌，还会引起肩部放射性疼痛，右肩部疼痛较为常见。

2）气腹症导致膈肌上抬，使胸腔容积减小，肺顺应性降低。患者表现为呼吸急促、呼吸困难，严重时可出现发绀。

3）气腹症造成的压力升高可导致下腔静脉受压，回心血量减少，心排血量降低。患者可出现血压下降、心率加快等症状。同时，气腹症还可能引起心律失常，如室性早搏、房性早搏等。

3. 防治要点。

1）预防措施：手术过程中，医生应熟练掌握腹腔镜技术，避免多次穿刺和不必要的创伤。在建立气腹时，控制气体的注入速度和量，避免气体过多积聚。术后患者进行适当的活动和饮食调整，促进胃肠道功能的恢复和气体的排出。

2）治疗措施：症状较轻的患者，可以通过活动、吸氧、调整饮食等方式保守治疗。症状较重的患者，如伴有严重的腹痛、恶心、呕吐等症状，或者气体积聚过多导致腹腔压力增高，可能需要考虑手术治疗，包括腹腔穿刺引流、腹腔镜下气体排出等。

4. 护理要点。

1）并发症预警。

（1）健康教育：护士在术前与患者及家属充分沟通，讲解手术过程中可能会引入气体，术后可能出现气腹症，如肩背部酸痛、腹部胀痛等。告知患者术后早期活动的重要性，鼓励患者积极配合术后康复。

（2）病情观察：观察患者呼吸频率、节律和深度，以及腹部体征。若患者出现呼吸急促、呼吸困难、腹胀腹痛加剧等情况，应及时报告医生。

2）并发症护理。

（1）对症护理：对于因气腹症导致肩背部酸痛的患者，可协助其采取舒适的体位，如半卧位或侧卧位，促进气体向盆腔聚集，减轻对膈肌的刺激，缓解疼痛。局部热敷也有助于促进气体吸收，减轻疼痛。若患者腹部胀痛明显，可适当按摩腹部，按照顺时针方向轻柔按摩，促进胃肠蠕动，加快气体排出。

（2）促进气体排出：鼓励患者早期活动，术后 6~8 小时可在床上进行翻身、四肢活动等，术后 24 小时可在床边站立、行走。促进胃肠蠕动，加快气体排出体外。指导患者进行深呼吸锻炼，增加肺活量，促进膈肌运动，加快气体吸收。对于腹胀明显的患者，可遵医嘱给予胃肠动力药物如莫沙必利等，促进胃肠蠕动，缓解腹胀症状。

（3）饮食护理：分多次进食，避免一次进食过多，减少胃肠道的负担。避免食用易产生气体的食物，如豆类、洋葱、辣椒等。缓慢进食，避免吞咽过多空气。

七、治疗预后评价

胆囊结石手术通常具有较高的成功率，可超过 90%，绝大多数患者能够通过手术成功移除结石。总体并发症发生率可能在 5%~10%，但这一数字可能因医院、医生和患者个体差异而有所不同。术后患者的平均住院天数通常在 3~5 天，微创手术住院时间更短。大多数患者在术后 1~2 周内可以逐渐恢复正常的日常活动。研究显示，术后 5 年内的胆囊结石复发率和再手术率分别低于 2% 和 1%，表明手术通常安全有效。

第二节　胆管结石

一、概述

胆管结石为发生在肝内、外胆管的结石。左、右肝管汇合部以下的肝总管和胆总管结石为肝外胆管结石，汇合部以上的结石为肝内胆管结石。

二、病因与发病机制

1. 肝外胆管结石：按照病因分为原发性结石和继发性结石。原发性结石多为棕色胆色素类结石，其成因与胆汁淤积、胆道感染、胆道梗阻、胆道异物（包括蛔虫残体及虫卵、华支睾吸虫、缝线线结等）、胆管解剖变异等因素有关。继发性结石主要由胆囊结石排入胆总管内引起，多为胆固醇类或黑色素结石，也可由肝内胆管结石排入胆总管引起。

2. 肝内胆管结石：又称肝胆管结石，是我国常见而难治的胆道疾病。绝大多数为含有细菌的棕色胆色素结石，成因复杂，主要与胆道感染、胆道寄生虫（如蛔虫、华支睾吸虫）、胆汁淤积、胆道解剖变异、营养不良等有关。肝内胆管结石常呈肝段、肝叶分布，左侧结石比右侧多见，左侧最常见的部位为肝左外叶，右侧则为肝右后叶。肝内胆管结石可双侧同时存在，也可呈多个肝段、肝叶分布。

三、病理改变

胆管结石所致的病理改变与结石的部位、大小及病史长短有关。

1. 肝胆管梗阻：结石可引起胆道不同程度的梗阻，阻塞近段的胆管扩张、胆汁淤积、结石积聚。长时间的梗阻导致梗阻以上的肝段或肝叶纤维化和萎缩，最终引起胆汁性肝硬化及门静脉高压症。

2. 胆管炎：结石导致胆汁引流不畅，容易引起胆管内感染，反复感染加重胆管的炎性狭窄；急性感染可引起化脓性胆管炎、肝脓肿、胆道出血及全身脓毒症。

3. 胆源性胰腺炎：结石通过胆总管下端时可损伤 Oddi 括约肌或嵌顿于壶腹部，引起胰腺急性炎症和（或）慢性炎症。

4. 肝胆管癌：肝胆管长期受结石、炎症及胆汁中致癌物质的刺激，可发生癌变。

四、临床表现

1. 肝外胆管结石：平时无症状或仅有上腹不适，当结石阻塞胆道并继发感染时，可表现为典型的 Charcot 三联征，即腹痛、寒战与高热、黄疸。

1）腹痛：发生在剑突下或右上腹部，呈阵发性绞痛或持续性疼痛阵发性加剧，可向右肩部放射，常伴恶心、呕吐。

2）寒战与高热：胆管梗阻并继发感染可引起寒战、高热等全身中毒症状，多发生于剧烈腹痛之后，体温可高达 39～40℃，为弛张热。

3）黄疸：由胆管梗阻后胆红素逆流入血引起。黄疸的程度取决于梗阻的程度、部位及是否继发感染，呈间歇性或波动性的特点。患者可同时有尿色加深、大便颜色变浅、皮肤瘙痒等表现。

2. 肝内胆管结石：肝内胆管结石常与肝外胆管结石并存，其临床表现与肝外胆管结石相似。部分患者可有肝区疼痛和叩击痛等。

五、手术治疗

（一）手术指征

有症状的结石，如出现腹痛、黄疸、发热等胆管炎表现，是明确的手术指征。结石直径>1.5cm，或合并胆囊结石，或存在胆管狭窄等解剖异常。

（二）常见术式

1. 胆总管切开取石加 T 管引流术：最常用的术式，适用于单纯胆总管结石。切开胆总管，直接取出结石，然后放置 T 管引流胆汁，支撑胆管，防止胆管狭窄，促进胆管愈合。T 管一般需放置 2～3 周，之后进行 T 管造影，若胆管内无残留结石，可拔除 T 管。

2. ERCP 加乳头括约肌切开取石术：对于胆总管下端结石，尤其是老年患者或不能耐受开腹手术者，可采用此微创方法。通过内镜将器械插入十二指肠乳头，切开乳头括约肌，取出结石。该方法创伤小、恢复快，但有一定的并发症发生风险，如出血、穿孔、胰腺炎等。

3. 胆肠吻合术：通过将胆管与空肠吻合，重建胆汁引流通道，使胆汁绕过狭窄部位或失去功能的 Oddi 括约肌，直接流入肠道。该术式适用于：①胆总管远端炎症狭窄造成的梗阻无法解除，胆总管扩张；②胆胰管汇合部异常，胰液直接流入胆管；③胆管因病变而部分切除，无法再吻合。常用的吻合方式为胆管空肠 Roux－en－Y 吻合。为防止胆道逆行感染，Y 形吻合的引流肠袢应超过 40cm。

六、手术并发症及护理

（一）胆道出血

1. 原因：胆管切开取石、肝部分切除术等，可能损伤胆管壁的血管，尤其是在处理复杂结石或胆管与周围组织粘连严重时，用取石钳或刮匙反复操作产生机械损伤。感染导致胆管壁炎症、糜烂，使胆管壁的血管破裂出血。感染还可引起胆管周围组织的炎症反应，形成脓肿，脓肿破溃侵犯血管，导致出血。

2. 临床表现：胆绞痛、贫血、腹胀、反复黑便、T 管反流出新鲜血液是主要的症状，严重者可以出现休克，少数患者可以出现黄疸。

3. 防治要点。

1）预防措施：①尽量避免在严重水肿期行胆道手术；②不宜用取石钳或刮匙反复用力操作，特别是对于伴有严重炎症的胆管；③充分显露手术区域，避免遗漏胆管内的小结石和继发胆道感染。

2）治疗措施：首选非手术治疗。非手术治疗的指征：①出血量少；②无寒战与高热、黄疸或感染性休克；③不能耐受手术。治疗措施：①输液、输血、补充血容量，防治休克；②使用足量有效的抗生素控制感染；③使用止血药物；④对症处理及支持治疗；⑤活动性出血期间，可采用选择性肝动脉造影，明确出血部位后行高选择性肝动脉栓塞止血。出现下述情况者应及时进行手术治疗：①反复发作大出血；②合并严重胆道感染而需手术引流；③胆肠内引流术后发生胆道大出血；④原发病需要外科手术治疗，如肝胆肿瘤、肝血管疾病、肝脓肿等。手术应确定出血部位和原因，酌情选用胆囊切除术、胆总管探查、T 管引流、肝动脉结扎、病变肝叶（段）切除术。

4. 护理要点。

1）并发症预警：

（1）评估患者的凝血功能，了解患者是否存在血液系统疾病、长期使用抗凝药物等情况。

（2）观察患者的意识状态、面色、末梢循环等，密切观察患者的腹部症状和体征，如腹痛、腹胀、腹部压痛等，及时发现胆道出血的迹象。

（3）观察引流液的颜色、量和性状，若引流液为血性或含有血凝块，及时报告医生，并准确记录引流量。

（4）讲解胆道出血的相关知识，如出现呕血、黑便、腹痛加剧等症状应及时告知医护人员。

2）并发症护理：

（1）观察患者呕血、黑便、引流液等的情况，准确记录出血量和出血次数，指导患者正确留取标本，如粪便、血液等，以便进行相关检查。

（2）遵医嘱按时、按量给予止血药物、抗生素等，确保药物的疗效。观察患者有无药物不良反应。向患者及家属讲解药物的作用、用法、注意事项等，提高患者的用药依从性。

（3）胆道出血期间应禁食，待出血停止后，逐渐给予清淡、易消化的流食，必要时给予肠外营养，确保机体营养和能量需求。饮食应避免食用辛辣、油腻、刺激性食物，减少胃肠负担。

（二）胆汁性腹膜炎

1. 原因。
1）手术操作因素：手术中胆管缝合或吻合不佳是常见原因。
2）T管相关问题：T管放置位置不当、脱出或拔除过早，会使胆汁引流不畅，进而流入腹腔。
3）感染因素：术后胆管感染可使胆管壁发生炎症、坏死，削弱胆管壁的完整性，增加胆汁渗漏风险。
2. 临床表现。
1）腹痛：多为持续性剧烈疼痛，可局限于右上腹或全腹。
2）发热：体温升高，常提示存在炎症反应。
3）恶心、呕吐：胆汁刺激胃肠道可引起恶心、呕吐。
4）黄疸：胆汁外溢导致胆红素代谢异常，出现皮肤、巩膜黄染。
5）病情严重时，可能出现血压下降、心率加快等休克表现。
3. 防治要点。
1）预防措施：严格把控胆管缝合或吻合质量，采用合适的缝合材料和方法，确保胆管切口或吻合口严密闭合。对于复杂手术，可借助胆道镜等辅助工具，提高手术精准度。正确放置T管，确保其位置合适，避免扭曲、受压，严格掌握T管拔除时机。术前合理使用抗生素，预防术后感染。术中严格遵守无菌操作原则，减少感染机会。
2）治疗措施：采用广谱抗生素以预防和治疗继发性感染，同时给予静脉高营养疗法，补充热量、液体、电解质等，以维持血压、尿量。对于病情严重或迅速恶化的患者，立即进行手术治疗。手术通常包括对胆管进行修复，如有必要，可进行皮肤穿刺引流。
4. 护理要点：参见本章第一节"胆漏"护理的相关内容。

（三）吻合口狭窄

1. 原因：吻合技术不佳是导致吻合口狭窄的主要原因之一。如吻合口张力过大，会使吻合口局部组织血运不良，影响愈合，增加瘢痕形成导致狭窄的风险。此外，术后胆管感染、吻合口周围炎症会引发组织充血、水肿、炎性细胞浸润，导致纤维组织增生，最终形成瘢痕，引起吻合口狭窄。感染还会破坏吻合口的正常组织结构，削弱其抗狭窄能力。

2. 临床表现。

1）黄疸：吻合口狭窄常见的症状之一。

2）腹痛：患者常出现右上腹或上腹部疼痛，可为隐痛、胀痛或绞痛，可在进食后加重，部分患者疼痛可向右肩部或背部放射。

3）胆管炎症状：吻合口狭窄导致胆汁引流不畅，容易引发胆管炎。患者出现发热、寒战、腹痛加剧等症状，严重时可出现感染性休克。

4）肝功能损害：可出现转氨酶升高、胆红素升高、白蛋白降低等肝功能指标异常，严重时可发展为胆汁性肝硬化。

3. 防治要点。

1）预防措施：胆肠吻合时，确保吻合口无张力。采用合适的吻合方法，如间断缝合、连续缝合等。确保吻合口对合良好。根据患者的胆管结石情况、胆管解剖结构等，选择合适的手术方式。对于胆管病变复杂、吻合难度大的患者，可考虑分期手术，先进行胆管引流，待病情稳定后再进行吻合手术，降低吻合口狭窄的风险。注意预防感染。

2）治疗措施：ERCP 是治疗的基石，在 ERCP 支持下进行球囊扩张和支架植入是治疗吻合口狭窄的一种安全有效的方法。干预失败时，经皮经肝穿刺胆道造影（percutaneous transhepatic cholangiography，PTC）可作为补充技术来治疗狭窄，经皮直接进入胆道，行胆道引流减轻梗阻。还可以使用磁压榨吻合技术，通过内镜和 PTC，在狭窄的上方和下方分别放上磁体，通过磁力来压迫狭窄部位实现再通，然后通过多次检查确定再通后再置入支架，从而治疗胆道吻合口狭窄。内镜和介入治疗无效的患者，或吻合口狭窄严重、伴有胆管病变的患者，需进行手术治疗。手术方式包括吻合口重建、胆管整形等。

4. 护理要点。

1）并发症预警。

（1）动态监测生命体征：动态监测患者的体温、脉搏、呼吸、血压，早期识别胆管炎症或感染。观察黄疸（如巩膜、皮肤黄染）和尿液颜色变化。

（2）观察胆汁引流：密切观察引流液的量、颜色和性状，发现胆汁减少、变暗或混浊时，需警惕狭窄或感染。

（3）肝功能评估：定期检测肝功能指标［如谷草转氨酶（AST）、谷丙转氨酶（ALT）、碱性磷酸酶（ALP）、谷氨酰转移酶（GGT）及胆红素］，监测胆道功能。

（4）症状观察：关注患者的腹痛、腹胀、恶心、呕吐等症状的变化。若患者有反复发热、寒战和腹痛，及时上报医生。

2）并发症护理。

（1）用药护理：给予患者消炎利胆的药物，如熊去氧胆酸胶囊、消炎利胆片等，以控制炎症，促进胆汁排出。注意药物的不良反应和禁忌证，确保用药安全。

（2）饮食调整：建议患者以清淡易消化的食物为主，避免辛辣刺激或油腻、生冷的食物，以免加重胃肠负担。

（3）引流护理：保持 T 管引流通畅，防止受压、扭曲、折叠，每日定时更换引流袋，注意无菌操作。

（4）预防感染：严格执行无菌操作，预防术后感染。按需使用抗生素，并动态调整药物种类和剂量。

（四）肠梗阻

1. 原因。

1）医源性因素：胆管手术过程中对腹腔器官的牵拉、扰动，可能导致肠管的位置改变、系膜扭转等，进而引发肠梗阻。

2）术后粘连：术后腹腔内形成粘连，导致肠道蠕动异常，进而引发肠梗阻。

3）炎症反应：术后腹腔内炎症反应可能导致肠道功能紊乱，抑制肠道蠕动。

4）其他因素：术后电解质紊乱、长期卧床、麻醉药物影响等。

2. 临床表现：腹痛、腹部不适、恶心、呕吐、停止排便和排气等。腹痛通常位于上腹部或右下腹部，可能伴有绞痛；腹部不适则可能表现为胀满、有压力感；恶心和呕吐是由胆结石刺激胃肠道平滑肌，影响胃肠功能所致；停止排便和排气则是由肠道梗阻导致大便无法正常通过引起。

3. 防治要点。

1）预防措施：术前控制感染，改善胆道梗阻，确保肠道功能良好。充分评估患者腹腔解剖结构，减少术中不必要的干预。术中避免对肠管和腹膜的过度牵拉和刺激，减少粘连的风险。使用防粘连材料（如透明质酸、聚乙二醇凝胶）或抗炎药物，可显著降低术后粘连的发生率。妥善放置引流管，防止胆汁外漏。术后鼓励患者早期下床活动，促进肠道蠕动。

2）治疗措施：非手术治疗和手术治疗两种方式。非手术治疗主要包括禁食、胃肠减压、补液、维持水电解质平衡等，以减轻肠道负担，促进肠道功能恢复。对于症状严重或保守治疗无效的患者，则需要考虑手术治疗，以解除梗阻，恢复肠道通畅。

4. 护理要点。

1）并发症预警。

（1）病情观察：若患者出现腹痛加剧、腹胀进行性加重、呕吐频繁且呕吐物性质改变（如出现血性液体）、停止排气排便等情况，应高度警惕肠梗阻的发生。

（2）腹部体征观察：观察腹部有无压痛、反跳痛、肌紧张，肠鸣音是否亢进、减弱或消失。若肠鸣音由亢进转为减弱或消失，提示可能存在肠管血运障碍。

（3）引流液观察：引流液突然增多，且为血性液体，可能提示腹腔内有出血或肠管损伤，需警惕肠梗阻的发生。

2）并发症护理。

（1）饮食护理：肠梗阻期间禁饮禁食，肛门排气排便后，患者可开始逐渐恢复饮食，优先选择易消化的流质饮食。

（2）胃肠减压护理：妥善固定胃管，保持胃管通畅，定期冲洗以防止堵塞。

（3）鼓励患者保持半卧位，减少腹腔内压力，促进腹腔内渗出液流向盆腔，减少毒素吸收，有利于呼吸和循环。

（4）补液和营养支持：根据医嘱给予静脉补液，纠正脱水和电解质紊乱。

（5）活动指导：鼓励患者早期下床活动，促进肠道蠕动。结合腹式呼吸练习，提高患者腹腔内压力调节能力。

（6）疼痛管理：根据疼痛程度给予镇痛药物，结合非药物方法（如热敷）缓解疼痛。避免使用抑制肠蠕动的药物（如阿片类药物）。

（7）呕吐时坐起或头偏向一侧，漱口，观察和记录呕吐物的颜色、性质和量。

（五）胰腺炎

1. 原因。

1）胆总管结石残留：术后胆总管内残留结石，阻塞胰管开口，导致胰液引流不畅，引发胰腺炎。

2）Oddi 括约肌痉挛或功能障碍：Oddi 括约肌痉挛或功能障碍导致胆汁和胰液回流受阻，增加胰腺炎的发生风险。

3）手术操作：术中对胆道和胰腺过度牵拉导致损伤，或术后胆道压力升高，可能诱发胰腺炎。

4）感染控制不佳：术后胆道感染未得到及时有效的控制，细菌可能逆行感染胰腺，引发胰腺炎。

2. 临床表现：参见第七章第二节"胰腺炎"的临床表现。

3. 防治要点。

1）预防措施：术前准确评估结石位置、大小及与胆胰管的关系。对于存在胆管炎、胆囊炎急性发作的患者，应先控制炎症，待病情稳定后再行手术。选择合适的手术方式，如腹腔镜手术相比传统开腹手术，对腹腔器官干扰小，术后胰腺炎发生率相对较低。避免损伤胆胰管的共同通道，尽量减少对 Oddi 括约肌的刺激。术后常规监测血淀粉酶、脂肪酶等指标，动态观察患者腹部症状和体征。对于高危患者，可预防性使用生长抑素及其类似物，抑制胰液分泌。

2）治疗措施。通过禁食，减少食物对胰腺的刺激，抑制胰液分泌。胃肠减压可减轻腹胀，降低胃肠道张力，减少胃酸分泌，间接减少胰液分泌。生长抑素及其类似物抑制胰液、胰酶分泌，减轻胰腺自身消化。PPI 或 H_2 受体拮抗剂抑制胃酸分泌，减少胃酸进入十二指肠后刺激胰液分泌。对于存在感染或感染高危因素的患者，合理选用抗生素预防和控制感染。出现胰腺坏死感染、胰腺脓肿等严重并发症的患者，需行手术治疗，如胰腺坏死组织清除术、腹腔引流术等。

4. 护理要点。

1）并发症预警。

（1）生命体征监测：加强术后 24～72 小时的监测，密切关注血压、心率、呼吸及体温的变化。

（2）腹部体征观察：观察腹痛的部位、性质及放射特点，注意疼痛的加重或转移。

（3）实验室指标监测：关注血清淀粉酶、脂肪酶、C－反应蛋白等指标的动态变化。血糖异常升高提示胰腺功能受损。

（4）术后患者出现持续性呕吐、高热、腹痛加重时需高度警惕。

2）并发症护理。

（1）体位护理：患者应绝对卧床休息，建议患者取半卧位减轻胰腺充血和胰管压力，缓解腹痛。

（2）引流护理：保证胆道引流通畅，观察引流液的颜色、量及性状。教育患者避免拉扯 T 管，保持引流管下端低位放置。

（3）饮食护理：向患者及家属解释禁食的重要性，取得其理解和配合，避免患者自行进食或饮水，防止因进食刺激胰液分泌，加重病情。遵医嘱补充营养物质，如胰腺外分泌功能受损者需补充胰酶。

（4）用药护理：向患者及家属讲解所用药物的名称、作用、用法、不良反应等，提高患者用药依从性。生长抑素需要持续静脉泵入，患者可能会出现恶心、呕吐、腹痛等不良反应，若出现不适及时告知医护人员。用药过程中，密切观察药物疗效和不良反应。

（5）体温护理：采用物理降温方法，如冰袋冷敷、温水擦浴等，必要时使用退热药物。

（六）T 管脱落、堵塞及拔出困难

1. 原因。

1）T 管脱落的原因：①术中或术后对 T 管未妥善固定，导致管体松动或滑脱；②术后患者剧烈活动或牵拉 T 管，可能引起脱落；③术后胆管周围炎症水肿可能改变管道的位置和张力，增加脱落风险；④患者活动时未妥善固定 T 管，导致管道牵拉脱落；⑤部分患者因不适感或精神状态不佳，可能不自觉拔出 T 管。

2）T 管堵塞的原因：①胆管结石患者胆汁中胆色素、胆盐等成分比例失调，易形成胆泥、胆砂，堵塞 T 管；②手术创面渗血，血液流入 T 管，形成血凝块，导致 T 管堵塞；③T 管放置位置不当，或患者活动时导致 T 管扭曲、折叠，影响胆汁引流，造成堵塞。

3）T 管拔出困难的原因：①拔管时间过早或过晚均可能导致管腔与胆道组织融合，增加拔管困难的风险；②T 管放置时扭曲、成角，或 T 管侧孔嵌入胆管壁，增加拔出难度；③胆管结石术后胆管局部炎症未完全消退，炎症刺激导致 T 管与周围组织粘连。

2. 临床表现。

1）T 管脱落的临床表现：①引流管缩短或完全滑脱，腹腔外见到 T 管；②可能出现胆汁外漏（黄绿色胆汁渗出），引起腹膜刺激征，如腹痛；③引流量突然减少或消失。

2）T 管堵塞的临床表现：①胆汁引流减少或无引流；②胆汁引流不畅导致胆管内压力升高，患者可能出现腹胀、腹痛；③胆汁回流受阻，胆红素进入血液，导致黄疸；④拔管时阻力大，患者可能感到明显疼痛。

3. 防治要点。

1）预防措施：选择合适大小的 T 管，确保管径与胆总管匹配，切口与 T 管吻合紧密。妥善固定 T 管，避免术后脱落或滑动。术中彻底清除胆泥、结石及血性分泌物，减少堵塞风险。定期冲洗 T 管以保证管道通畅，预防堵塞。按规定时间拔管，并在拔管前进行胆道造影评估，确保胆道通畅。

2）治疗措施：若T管尚未完全滑脱，可尝试重新固定，并密切观察患者是否有胆汁外漏。T管完全脱落，需要行腹腔引流评估胆汁是否外渗，同时通过影像学检查（如胆道造影或CT）评估胆道是否通畅，视情况进行再次手术。若T管堵塞，使用生理盐水或稀释的肝素液进行T管冲洗，疏通管腔。通过ERCP或PTCD清除胆道内堵塞物，调整抗凝药物或抗炎药物，控制炎症或预防血凝块形成。拔管前注射温生理盐水或抗粘连药物软化粘连组织，或通过内镜引导拔出T管，同时处理可能的胆道狭窄或梗阻。对于严重粘连无法拔出者，可考虑行外科手术。

4.护理要点。

1）并发症预警

（1）观察引流液的颜色、量和性状，及时发现异常。正常胆汁量为800~1200mL，色泽为黄色或黄绿色，清亮无渣，术后1~2天引流量300~500mL，恢复进食后每日引流量为600~700mL，以后逐渐减少至每日200mL左右。若胆汁突然减少甚至无胆汁引流，提示引流管阻塞或脱落。

（2）检查T管是否固定在位、通畅，有无扭曲、受压，是否出现老化、断裂或缝合过紧。

（3）监测生命体征，及时发现感染或胆汁性腹膜炎；观察皮肤和巩膜黄疸的变化，判断胆汁引流是否通畅。

（4）关注患者是否有腹痛、腹胀等不适，及时通知医生。

（5）清淡饮食，减少胆汁分泌，降低堵塞风险。

（6）严格按照医生要求的时间拔管。

2）并发症护理。

（1）穿着宽松衣物：避免衣物对T管的摩擦和牵拉。

（2）定期更换引流袋，并严格执行无菌操作。

（3）保持切口皮肤干燥，每日清洁、消毒切口周围皮肤。若有胆汁渗漏，应及时更换敷料。

（4）减轻患者的紧张情绪，使其配合拔管等操作。

七、治疗预后评价

胆管结石手术的预后总体较好，但其效果受到多种因素的影响，包括患者的年龄、结石的大小和数量、胆道解剖结构、是否伴有感染以及手术方式等。据报道，胆管结石手术的总体治愈率可达90%以上。ERCP结合胆总管切开取石术已成为常见的治疗方法，手术成功率高达95%~98%。术后并发症的发生率为10%~15%，若合并感染，术后并发症的发生率可达20%~30%。此外，基础疾病如糖尿病会增加感染风险，导致预后不良。

第三节 胆道感染

一、概述

胆道感染是指胆囊壁和（或）胆管壁受到细菌侵袭而发生的炎症反应，依据发病部位分为胆囊炎和胆管炎。胆道感染和胆石症互为因果关系。胆道感染反复发作是胆石形成的重要致病因素。胆石症又可导致胆道梗阻，引发胆汁淤滞，细菌繁殖，引起胆道感染。

二、病因与发病机制

1. 急性胆囊炎：胆囊管梗阻和细菌感染引起的急性胆囊炎症，女性多见，约95％以上的患者存在胆囊结石，称为结石性胆囊炎，无胆结石者称为非结石性胆炎。

1）胆囊管梗阻：结石阻塞或嵌顿在胆囊管或胆囊颈时，存留在胆囊内的胆汁排出受阻、瘀滞、浓缩，高浓度的胆盐可刺激损伤胆囊黏膜，引起急性炎症改变。

2）细菌感染：细菌可通过胆道逆行进入胆囊，也可经血液或淋巴途径入侵胆囊，胆汁流出不畅时引起感染。

3）其他因素：严重创伤、烧伤、化学刺激、长期胃肠外营养、大手术等导致胆囊内胆汁淤积、缺血可能是发病原因。

2. 慢性胆囊炎：胆囊持续、反复发作的炎症，90％以上的患者有胆囊结石。

3. 急性梗阻性化脓性胆管炎：在胆道梗阻的基础上并发急性化脓性细菌感染。

三、病理分类

1. 急性胆囊炎：早期胆囊管梗阻，胆汁淤积，胆囊内压力升高，胆囊肿大，黏膜充血、水肿、渗出增多，为急性单纯性胆囊炎。若梗阻未解除或炎症未控制，胆囊壁全层部分黏膜坏死、脱落，甚至浆膜也有纤维素和脓性渗出物，胆囊壁充血、水肿加重，出现瘀斑或脓苔，为急性化脓性胆囊炎。若梗阻仍未解除，胆囊内压力继续升高，胆囊壁血管受压而致血液循环障碍，胆囊呈片状缺血性坏死，为急性坏疽性胆囊炎。急性坏疽性胆囊炎极易并发胆囊穿孔，引起胆汁性腹膜炎。

2. 慢性胆囊炎：炎症和结石的长期反复刺激导致胆囊壁炎性细胞浸润，纤维组织增生，胆囊壁增厚，与周围组织粘连，甚至胆囊萎缩，失去其生理功能。

3. 急性梗阻性化脓性胆管炎：胆管梗阻及胆管感染引起梗阻以上胆管扩张、黏膜肿胀，梗阻进一步加重甚至完全梗阻。胆管内压力升高，胆管壁充血、水肿，黏膜糜烂、溃疡，胆管内逐渐充满脓性胆汁，导致胆管内压力继续升高。当压力超过$30cmH_2O$时，胆管内细菌和毒素逆行进入肝窦及体循环，引起严重的全身脓毒血症或感染性休克，甚至多器官功能衰竭。

四、临床表现

1. 急性胆囊炎的临床表现。

1）症状：①腹痛，常发生于饱餐、进食油腻食物后或夜间。典型的表现为阵发性右上腹剧烈绞痛，常向右肩背部放射；②消化道症状，常见恶心、呕吐、食欲缺乏、腹胀、腹部不适等；③发热：轻度或中度发热，如胆囊积脓、坏疽、穿孔，则出现畏寒、高热。

2）体征：右上腹部压痛、反跳痛、肌紧张。墨菲（Muphy）征阳性（检查者左手置于患者右肋部，拇指放在右腹直肌外缘和肋弓交界处，嘱患者深吸气，使肝脏胆囊下移，若拇指触及肿大的胆囊，会引起疼痛，患者突然屏气）。

2. 慢性胆囊炎的临床表现：临床表现不典型，多数患者有典型的胆绞痛病史，常有上腹部饱胀不适、厌食油腻食物和嗳气等消化不良症状，以及右上腹和肩背部隐痛。

3. 急性梗阻性化脓性胆管炎的临床表现：除 Charcot 三联征外，还出现休克、中枢神经系统抑制的表现，称为雷诺五联征（Reynolds pentad）。

五、外科治疗

1. 急性胆囊炎的外科治疗：①胆囊切除术，首选腹腔镜胆囊切除术，也可以应用传统的开腹手术或小切口的胆囊切除术；②经皮经肝胆囊穿刺术，一般情况较差、手术难度大、年老体弱、有基础疾病的患者可先行经皮经肝胆囊穿刺术，待情况好转后可选择二期手术切除胆囊；③超声引导下经皮经肝胆囊穿刺引流术（pereutaneous transhepatie gallbladder puncture drainage，PTGD）：PTGD 通过皮肤、皮下组织、肝脏实质到达胆管，然后进行胆管引流，适用于病情危重又不宜手术的化脓性胆囊炎患者，可降低胆囊内压力，急性期过后再择期手术。

2. 慢性胆囊炎的外科治疗：临床症状明显的慢性胆囊炎伴胆囊结石的患者应行胆囊切除术。

3. 急性梗阻性化脓性胆管炎的外科治疗：多采用胆总管切开减压、取石、T 管引流。病情许可的情况下，也可采用经皮经肝胆管穿刺置管引流术或经内镜鼻胆管引流术。

六、手术并发症及护理

手术并发症主要为肝脓肿。

1. 原因：胆汁引流不畅是关键原因。胆管结石残留、胆管狭窄会使胆汁淤积，细菌大量繁殖，沿胆管逆行进入肝脏引发感染。研究表明，$50\%\sim70\%$ 的肝脓肿由胆道逆行感染导致。

2. 临床表现。

1）症状：①寒战和高热是最常见的早期症状，患者体温可高达 $39\sim40℃$。②肝区疼痛，多为持续性胀痛或钝痛，有时可伴有右肩牵涉痛或胸痛。③由于细菌毒素作用，患者可出现乏力、食欲减退、恶心、呕吐等；少数患者还可有腹泻、腹胀及难以止住的呃逆等。

2）体征：肝区压痛和肝大最为常见。右下胸部和肝区有叩击痛，如脓肿位于右肝前缘比较表浅部位，可伴有右上腹肌紧张和局部明显的触痛。

3. 防治要点。

1）预防措施：及时解除胆道梗阻，控制胆道感染。明确胆道解剖结构，确保术中操作安全，减少胆管损伤。妥善处理胆管病变，确保胆道引流通畅。避免胆汁外漏，必要时行胆道支架或 T 管引流术。合理使用抗生素预防感染。

2）治疗措施：肝脓肿或复发的患者可能需要进行手术或引流，常见手术包括脓肿切开引流术、肝叶切除术及经皮经肝脓肿穿刺置管引流术等。根据细菌培养结果，使用或更换抗生素。加强营养支持，维持水电解质平衡。

4. 护理要点。

1）并发症预警。

（1）监测感染标志：动态监测体温、心率、呼吸、血压，警惕败血症和感染性休克。定期复查白细胞计数、C−反应蛋白、降钙素原等炎症指标。

（2）观察腹部症状：评估肝区压痛、叩击痛，注意右上腹疼痛的变化。警惕黄疸出现或加重，黄疸出现或加重提示胆道梗阻的可能。

（3）监测引流情况：监测 T 管或其他引流管引流液的量、颜色、性状是否异常。引流液减少或伴恶臭提示可能的引流不畅或感染扩散。

2）并发症护理。

（1）病情观察：加强生命体征、腹部及胸部症状与体征的观察，注意有无脓肿破溃引起的腹膜炎等并发症。

（2）体温护理：保持病室内温湿度适宜，动态观察体温，根据患者情况，给予物理降温和（或）药物降温，降温过程中注意保暖，观察出汗情况及有无虚脱或高热惊厥等并发症，及时更换汗湿的衣裤和床单，保持清洁和舒适。

（3）增加摄水量：除必须控制入水量者，高热患者每日至少摄入 2000mL 液体，以防高渗性脱水。口服液体不足者，注意加强静脉补液、补钠，纠正体液失衡。

（4）用药护理：遵医嘱尽早使用抗生素，把握给药间隔时间与药物配伍禁忌，观察药物疗效与不良反应。

（5）营养支持：鼓励患者多食高蛋白、高热量、富含维生素和膳食纤维的食物。对营养不良者给予肠内营养和（或）肠外营养支持。

（6）术后引流护理：妥善固定引流管，保持通畅，严格无菌操作，定期更换引流袋。术后早期一般不冲洗脓腔，以免脓液流入腹腔。术后 1 周左右开始冲洗脓腔，每日用生理盐水或含甲硝唑氯化钠注射液多次或持续冲洗脓腔。观察和记录脓腔引流液的颜色、性状和量，如脓液引流量≤10mL/d，可逐步退出并拔除引流管，适时换药，直至脓腔闭合，记录 24 小时出入量。

七、治疗预后评价

胆道感染（如胆管炎）手术的预后取决于感染的严重程度、手术时机、患者的全身状况及术后管理等因素。急性单纯性胆管炎患者的手术预后较好，治愈率可达90%以上，术后生活质量较高。伴有严重感染或败血症的患者，手术死亡率显著上升，急性化脓性胆管炎的死亡率为10%～30%，而伴随多器官功能衰竭的患者死亡率可达50%以上，微创技术可显著改善高危患者预后。ERCP联合鼻胆管引流的成功率达到90%～95%，大幅降低手术相关并发症的发生率。术后复发风险与患者的基础疾病（如胆道结石、胆道狭窄）密切相关，复发率为10%～20%。最新研究表明，术后定期进行影像学评估和管理代谢性疾病可降低复发率，显著改善长期预后。

参考文献

[1] 李乐之，路潜. 外科护理学［M］. 7版. 北京：人民卫生出版社，2021.

[2] 吴在德，吴肇汉. 外科学［M］. 10版. 北京：人民卫生出版社，2022.

[3] 王俊杰，陆海英. 外科护理学［M］. 3版. 北京：人民卫生出版社，2021.

[4] 中华医学会外科学分会胆道外科学组. 肝内外胆管结石病诊断治疗专家共识（2022版）［J］. 中华消化外科杂志，2022，21（11）：1271－1281.

[5] 中华医学会外科学分会胆道外科学组. 胆道疾病诊治指南（2023版）［J］. 中华外科杂志，2023，61（5）：345－356.

[6] 中华医学会外科学分会. 胆道外科手术并发症防治指南［M］. 北京：人民卫生出版社，2023.

第七章 胰腺疾病手术及并发症的护理

胰腺是人体重要的消化器官，其疾病主要包括急性胰腺炎、慢性胰腺炎、胰腺癌、胰腺囊性疾病以及胰腺神经内分泌瘤等。其中，轻中症急性胰腺炎、慢性胰腺炎、无恶变倾向的胰腺囊性疾病可采取非手术治疗，而对于重症急性胰腺炎、胰腺癌、胰腺神经内分泌瘤等，手术治疗是其主要的治疗方式。然而胰腺手术术后并发症发生率可达50%以上，这与胰腺复杂的解剖关系、生理功能及手术方式密切相关。

胰腺是人体第二大腺体，分头、颈、体、尾4个部分。胰头是胰腺右侧端最大的部分，被十二指肠C形包绕；胰头下部向左下方凸出成钩状，称为钩突；胰头背侧沟内或其实质内有胆总管走行其中；胰腺上缘有肝固有动脉，胰头前部有胃十二指肠动脉。颈部为胰头和胰体间的移行部，前方与胃幽门部和十二指肠上部相邻；其后侧浅沟内有肠系膜上静脉，与脾静脉汇合，形成门静脉主干。胰体部下方为十二指肠空肠曲，后方无腹膜覆盖，从右到左直接与腹主动脉、肠系膜上动脉、左侧肾上腺、左肾血管和左肾上极等相邻。胰尾位于脾肾韧带内，解剖位置变异较大，一般可达脾门处，其后方与左肾上极和肾上腺相邻。主胰管是胰腺的输出管道，直径2~3mm，其近端多与胆总管汇合形成Vater壶腹，共同开口于十二指肠乳头，这也成为胰腺疾病和胆道疾病互相关联的解剖学基础。副胰管通常细而短，与主胰管相连，在主胰管的上方单独开口于十二指肠。

胰腺的解剖结构和功能决定了其手术的复杂性，提示我们应当关注其术后并发症的原因、临床表现，根据病情特点予以针对性的预防及护理措施，以更好地减轻患者的负担，促进患者快速康复。

第一节 胰腺癌

一、概述

胰腺癌（pancreatic neoplasms）恶性程度极高，具有发病隐匿、早期诊断困难的特点，多数患者确诊时已为晚期，只有约20%的患者有手术指征。70%~80%的胰腺癌位于胰头，其次为胰体、胰尾。胰腺癌好发于40岁以上人群，男性比女性多见，发病率呈逐年上升趋势。根据中国国家癌症中心数据，2022年中国胰腺癌在恶性肿瘤中发病率排名第10，为4.44/10万；死亡率排名第6，为3.88/10万。

二、病因与发病机制

胰腺癌的直接病因尚未明确，其发病与多种危险因素有关，包括个体因素、生活方式、职业暴露以及其他疾病等。

（一）个体因素

1. 年龄：胰腺癌发病与年龄正相关，40 岁以上为高发人群。
2. 遗传因素：*ATM*、*BRCA2*、*CD－KN2A*、*MSH2*、*MSH6*、*PALB2*、*TP53*、*BRCA1* 等遗传易感基因，林奇综合征、家族性腺瘤性息肉病等遗传性疾病，以及家族性胰腺癌等。

（二）生活方式

1. 吸烟：目前唯一确定的胰腺癌危险因素。
2. 饮酒：过度饮酒会增加胰腺癌发病风险。
3. 饮食：饮食方式与胰腺癌的关联尚不明确，但高脂饮食可能会导致肥胖、慢性胰腺炎等，间接增加胰腺癌的发病风险。
4. 肥胖：肥胖及缺乏体育运动会增加胰腺癌发病率和死亡率。胰腺脂肪浸润与胰腺导管腺癌的癌前病变（胰腺上皮内瘤变）的发生有关。

（三）职业暴露

长期接触化学品和重金属如杀虫剂、石棉、苯和氯化烃等，会增加患胰腺癌的风险。

（四）其他疾病

1. 感染：消化道链球菌数量减少、牙龈卟啉单胞菌数量增多以及肝炎病毒感染是胰腺癌的危险因素。
2. 糖尿病：长期慢性糖尿病病史增加胰腺癌的发病风险。
3. 慢性胰腺炎：慢性胰腺炎患者的胰腺癌发病风险比正常人群高约 13 倍。
4. 癌前病变：胰腺上皮内瘤变、胰腺导管内乳头状黏液性肿瘤、黏液性囊腺瘤等均有一定癌变风险。

三、病理改变

胰腺癌的主要类型为导管细胞腺癌，组织质地硬韧，浸润性强。切面呈灰白色或灰黄色，常伴有纤维化增生及炎症反应，与周围胰腺组织界限不清。腺泡细胞癌、黏液性囊腺癌等类型较少。

胰腺癌常见的转移方式有胰内扩散、胰周器官浸润、淋巴转移、神经转移、血运转移和腹腔种植转移等，其中淋巴转移是早期主要的转移途径。

四、临床表现

（一）症状

1. 上腹痛：胰腺癌的常见首发症状，早期表现为上腹隐痛、钝痛、胀痛，多由肿瘤压迫胰管导致胰管梗阻、扩张、压力升高引起；中晚期则表现为持续剧烈腹痛，向腰背部放射，多由肿瘤侵及腹膜后神经丛引起。胰体尾癌有腹痛表现时多为晚期，表现为左上腹、脐周疼痛。

2. 黄疸：胰头癌的主要症状，表现为皮肤、巩膜发黄，伴皮肤瘙痒、茶色尿和陶土色大便，有进行性加重的特点，由胰头癌压迫或浸润胆总管，引起胆汁反流所致。部分表现为无痛性黄疸，黄疸伴无痛性胆囊增大称为"库瓦西耶征"（Courvoisier sign），对胰头癌具有诊断意义。少数胰体尾癌患者由于肿瘤肝内转移或肝门部淋巴结转移压迫肝外胆管，也可发生黄疸。

3. 消化道症状：表现为食欲减退、上腹饱胀、消化不良、腹泻等，部分患者有恶心、呕吐。肿瘤侵及或压迫胃十二指肠，可引起上消化道梗阻或消化道出血。

4. 消瘦和乏力：消化功能受损、肿瘤消耗等可导致胰腺癌患者出现消瘦乏力、体重下降、贫血、低蛋白血症等，晚期可出现恶病质。

5. 其他：发热、急性胰腺炎、糖尿病、脾功能亢进及血栓性静脉炎等。

（二）体征

可表现为肝脏、胆囊肿大，腹部扪及肿块，左上腹或脐周闻及血管杂音；晚期可出现腹水、左锁骨上淋巴结肿大等。

五、外科治疗

（一）手术指征

手术切除是胰腺癌患者获得治愈机会和长期生存的唯一有效方法，需依据肿瘤转移情况、周围血管受侵程度，以及腹腔干、肝动脉、肠系膜上动脉周围脂肪间隙是否存在肿瘤浸润等，综合评估手术可行性。

（二）术前减黄

不推荐常规行术前减黄，但对于高龄、梗阻时间长、症状严重、肝功能明显异常或合并胆管炎等感染表现的患者，以及术前拟行新辅助治疗的梗阻性黄疸患者，可通过ERCP、PTCD等方式行减黄治疗，有助于解除胆道梗阻，缓解症状，降低手术死亡率。

（三）常见术式

1. 根治性手术。

1）胰十二指肠切除术（pancreaticoduodenectomy，PD）：又称 Whipple 手术，适用于胰头癌，切除范围包括胰头（包括钩突）、十二指肠、空肠上段、胆囊、胆总管及远端胃。

2）保留幽门的胰十二指肠切除术（pylorus－preserving pancreaticoduodenectomy，PPPD）：适用于幽门上无淋巴结转移、十二指肠切缘无癌细胞残留的胰头癌，除保留全胃、幽门和十二指肠球部外，其余切除范围同 Whipple 手术。

3）胰体尾切除术：适用于胰体尾癌，常联合脾脏切除术。

4）全胰切除术：对部分胰腺颈部癌或胰腺多中心病灶可考虑全胰腺切除。

2. 姑息性手术：对于高龄、已发生肝转移、肿瘤无法切除或合并严重心肺功能障碍、无法耐受大手术的患者，可行胆肠吻合术以解除胆道梗阻，行胃空肠吻合术解除或预防十二指肠梗阻，行化学性内脏神经切断术或腹腔神经结节切除术减轻疼痛。

六、手术并发症及护理

（一）胰瘘

1. 原因。

1）患者因素：高龄、高 BMI、营养不良、术前合并症（如黄疸）、胰腺质地软、胰管直径细、术中失血量过多等可增加胰腺手术后胰瘘的发生风险。

2）治疗相关因素：尽管研究显示胰瘘的发生与胰肠吻合方法不相关，但吻合口张力太大、胰肠吻合输入袢过长、腹腔引流管位置不当等可引起胰瘘。

2. 临床表现：患者术后第 3 天或之后，引流液淀粉酶含量高于正常血清淀粉酶含量上限的 3 倍可诊断为胰瘘。胰瘘国际研究小组将胰瘘分为生化瘘、B 级瘘和 C 级瘘三级。其中生化瘘最常见，不产生任何临床不良后果。B 级瘘是指胰瘘持续引流超过 3 周，影响术后康复进程，需要临床治疗或介入干预。B 级瘘引发二次手术、器官衰竭或者死亡，则转为 C 级瘘，常合并单/多器官功能衰竭，严重危及生命，多需要外科手术。

因此，胰瘘早期可仅表现为引流液富含淀粉酶，而无其他症状。后期患者可出现腹痛、持续腹胀，从上腹部开始逐渐向下腹部扩散，表现出右上腹或全腹压痛、反跳痛及腹肌紧张等腹膜炎体征，还可伴随体温升高、白细胞计数升高、包裹性积液或局部脓肿等临床表现。

3. 防治要点。

1）预防措施。

（1）术前准备：纠正严重的术前黄疸；加强营养支持，纠正贫血和低蛋白血症；关注高龄、高 BMI 的胰瘘高危人群。

（2）术中操作：专业的胰腺外科医生、选择熟练的术式和高质量的吻合是减少胰瘘发生的关键。选择合适的胰肠吻合方式。

（3）术后管理：放置胰管引流，若患者术后白细胞计数、降钙素原、体温均正常，无生化瘘，且腹部影像学检查显示胰周无积液，推荐尽早拔除引流管。

（4）药物预防：对高危患者使用生长抑素，减少胰液分泌。

2）治疗措施：

（1）生化瘘无需肠外营养、生长抑素和抗生素等特殊临床干预，治疗上仅需延迟拔除引流管。

（2）B级瘘患者常需禁食，使用肠内营养或肠外营养支持；可能需要使用生长抑素抑制胰液分泌；可能需要通过介入或图像引导重新放置引流管或者进行经皮或内镜引流减压。

（3）如果发生胰瘘导致的出血或假性动脉瘤，则需要进行输血和（或）血管造影；导致感染则需要使用抗生素。

（4）C级瘘患者需禁食，使用肠内营养或肠外营养支持；使用生长抑素和抗生素；如合并败血症和器官功能障碍可能需要再次手术。C级瘘可能导致住院时间显著延长。

4. 护理要点。

1）并发症预警。

（1）观察引流液：保持引流通畅，当有大量无色清亮胰液从腹腔引流管流出时，应警惕发生胰瘘。

（2）关注引流液淀粉酶检测结果。

（3）观察患者有无腹膜炎体征。

（4）生命体征及尿量监测：尤其关注心率、血压的变化，注意尿量的观察及记录。

2）并发症护理。

（1）患者取半卧位，保持引流通畅。

（2）根据胰瘘程度，采取禁食、持续胃肠减压、静脉泵入生长抑素等措施。

（3）充分引流：保持胰管引流通畅，避免打折、堵塞，准确记录引流液的颜色、形状及量。

（4）营养支持：对胰瘘患者应给予营养支持治疗，根据胰瘘及患者病情选择肠内营养和（或）肠外营养，改善营养状况。

（5）皮肤护理：保护腹壁瘘口周围皮肤，用凡士林纱布覆盖或氧化锌软膏涂抹，减轻肠瘘液对瘘口周围的腐蚀。

（6）监测和记录：定期测定引流液淀粉酶、生化指标、肝功能、肾功能、血糖的变化等并记录。

（7）心理支持：胰瘘可引起术后出血、感染等多种并发症，延长患者的住院时间，常给患者及家属带来沉重的心理及经济负担。医护人员应当告知患者胰瘘的相关知识，使患者及家属积极配合相关治疗和护理措施，以促进患者早期康复。

（二）出血

1. 原因。

1）术中血管损伤：由于胰腺血液循环丰富，质脆易出血，术中可能损伤血管，引起出血。胰十二指肠切除术中易引起出血的部位包括胰腺下缘肠系膜上静脉、门静脉和肠系膜上静脉与胰腺钩突之间的小静脉等。

2) 血管结扎不牢靠：术后早期出血常由血管结扎不牢靠导致结扎线脱落或血管切割，腹腔创面广泛渗血或止血不彻底所致。

3) 消化道出血：多为吻合口出血，以胰肠吻合口出血最为常见，常由胰腺断面止血不彻底引起。因手术打击形成的应激性溃疡可引发消化道出血。

4) 术后远期出血：可由术后胰瘘感染腐蚀血管、术后形成的假性动脉瘤破裂以及电凝或超声刀止血后焦痂脱落等引起。

2. 临床表现。

1) 早期出血：发生于术后数小时或数天内，表现为腹痛、腹胀等，但腹部症状常被术后切口疼痛掩盖；出血较多时可出现腹部压痛、腹肌紧张、肠鸣音减弱或消失等血性腹膜炎的表现；短期大量出血可引起失血性休克。

2) 晚期出血：常发生于手术 2 周后，可见腹腔引流管引流出血性液体，血液也可流入腹腔，由胰瘘引发的腹腔出血首先有胰瘘表现，胰液腐蚀大血管可引发大出血导致患者突然死亡。腹腔内出血如局限于某一部位则可形成血肿。

3. 防治要点。

1) 预防措施。

(1) 术前准备：术前监测凝血功能，根据病情提前停用抗凝药物，及时纠正凝血功能紊乱。改善患者一般状况，纠正水电解质紊乱，纠正低蛋白血症。

(2) 术中操作：精细操作，采取合适的吻合方法。

(3) 充分引流：术中在胰腺创面或断端附近放置引流管，确保外漏的胰液及时引流到体外。

(4) 采取合适的休息与活动方式：加速康复外科理念提倡术后患者早期下床活动，但应秉承循序渐进的原则，防止过早、过量活动导致出血。

2) 治疗措施。早期轻度腹腔出血可考虑非手术治疗，中重度出血首选手术止血，发生出血性休克应立即进行抗休克治疗。消化道出血首选内镜止血，延迟消化道出血需内镜和介入治疗相结合。血流动力学不稳定的动脉出血首选介入栓塞。伴假性血管瘤形成的出血治疗以介入栓塞为主，若技术条件允许则放置支架。

4. 护理要点。

1) 并发症预警。

(1) 观察引流液：保持引流通畅，观察有无血性液体从胃管、腹腔引流管或手术切口流出。

(2) 观察出血相关症状和体征：患者有无呕血、黑便或血便。

(3) 生命体征及尿量监测：尤其关注心率、血压的变化，注意尿量的观察及记录。

2) 并发症护理。

(1) 补充血容量：遵医嘱予以输血、输液治疗，维持血流动力学稳定。

(2) 遵医嘱使用止血药物和抑酸药物，如卡洛磺钠、氨甲环酸、维生素 K 等。

(3) 保持引流通畅：避免引流管被血凝块堵塞，准确记录引流液的颜色、量、性状的变化。

（4）针对出血原因配合止血处理：对于凝血功能障碍患者，应积极纠正凝血功能；对于应激性溃疡出血患者，可采用冰盐水加去甲肾上腺素溶液胃管注入；进行手术、介入或内镜下止血准备。

（5）心理支持：术后大出血常引起患者及家属的恐惧、焦虑情绪。医护人员应当做好病情解释，及时解答患者的疑问，减轻负面情绪；鼓励患者及家属树立战胜疾病的信心。

（三）腹腔感染

1. 原因。

1）患者因素：高龄、黄疸及肝功能损害、营养不良、消瘦、长期吸烟史以及糖尿病等，导致患者免疫力低，愈合能力较差，增加术后感染的风险，且易引起全身感染。

2）治疗相关因素：①手术相关因素，胰腺手术，尤其是胰十二指肠手术时间长、切除范围广、吻合口多，手术创伤大，术中出血多、输血多，手术区域受消化液污染机会大，术后恢复较慢；②术前准备不充分，患者术前营养不良、术前感染未得到控制等；③术后并发症未得到控制，胰瘘和胆漏是腹腔感染的重要原因；④术后引流不充分，渗液或渗血在腹腔积聚。

2. 临床表现：感染较轻者可能表现为发热，轻度的腹痛、腹胀；感染较重者可表现为高热、腹痛、腹部压痛、腹肌紧张、肠鸣音减弱或消失等。脓液积聚于某一部位可形成脓肿，表现为局部肿胀和压痛。严重感染可引起败血症，表现为高热、休克、昏迷和中毒性休克。

3. 防治要点。

1）预防措施。

（1）术前准备：积极纠正患者的内环境紊乱及营养不良，加强重要器官功能支持，黄疸较重的患者应进行减黄治疗。

（2）术中操作：严格无菌操作，精细操作避免损伤严重、出血过多，减少消化液污染。手术结束时彻底冲洗腹腔，尽可能减少胰瘘、胆瘘和肠瘘的发生，吻合口周围应留置合适的引流管。

（3）术后管理：保持引流通畅，随时观察引流液的性状，发现异常及时处理。合理使用抗生素，根据细菌培养结果选用敏感抗生素，避免长时间使用广谱抗生素。

2）治疗措施。

（1）充分引流：保持引流通畅。对于腹腔内积脓者可在 B 超或 CT 引导下穿刺置管或开放引流。对于胰瘘发生后形成的脓肿，手术引流时应同时处理胰瘘。

（2）规范抗生素治疗：合理运用抗生素，进行细菌或真菌培养，根据药敏试验结果选用合理的抗生素。

（3）营养支持：加强营养支持，纠正水电解质紊乱和酸碱平衡失调，对不能进食者可通过空肠造瘘管进食或全胃肠外营养支持。

（4）对症治疗：高热患者采取物理降温和（或）药物降温，适量补液以保持水电解质及酸碱平衡。

4. 护理要点。

1）并发症预警。

（1）腹腔感染常发生于术后晚期，应关注有感染风险的高危人群，尤其是术后并发胰瘘、出血及消化道瘘的患者，应警惕腹腔感染的发生。

（2）症状和体征监测：当患者发生高热、心率加快以及腹痛、腹胀、腹膜炎等时，应当警惕腹腔感染。

（3）监测和记录：关注血培养、引流液培养结果以及患者血常规及生化结果的变化，尤其是 C－反应蛋白等炎症指标。

（4）引流液观察：引流液变浑浊、引流袋胀气等提示可能有腹腔感染。

2）并发症护理。

（1）体位管理：病情允许时患者采取半坐位或斜坡卧位，以利于引流和防止腹腔内渗液积聚于膈下而发生感染。

（2）无菌操作：每日更换引流袋时严格执行无菌操作，保持引流通畅，避免引流不畅引起渗漏和腹腔内感染。

（3）抗生素使用：合理使用抗生素，加强全身支持治疗。

（4）呼吸管理：协助患者翻身、叩背，促使痰液排出，鼓励深呼吸和有效咳嗽，注意保暖，避免受凉，预防肺部感染。

（5）体温护理：高热患者注意保持衣物与床单位的整洁干燥。

（四）胆瘘、胃肠道吻合口及十二指肠瘘

1. 原因。

1）患者因素：营养不良、低蛋白血症、糖尿病、腹水、水电解质紊乱和酸碱平衡失调等会降低切口愈合能力，导致吻合口瘘。尤其是胆管缺乏肌层，更容易发生瘘。除此之外，局部胆管和肠壁的炎症或瘢痕、胆管游离过长使局部血液循环不良、局部的癌残留等也可导致吻合口愈合不佳。

2）治疗相关因素：胆瘘、胃肠道吻合口及十二指肠瘘以及上文提及的胰瘘均为吻合口瘘。胰十二指肠切除术将胰、胆和胃、空肠重建，由此会产生胰－空肠、胆－空肠、胃－空肠或胰－胃等多个吻合口，因此术后发生吻合口瘘的概率相对较大。吻合口缝合不严密、缝合过密使局部组织缺血性坏死或张力过大等是导致吻合口瘘的重要因素。术后胰瘘、腹腔感染等控制不佳，也可导致吻合口瘘的发生。

2. 临床表现。

1）引流液改变：根据各引流管的位置和引流液性状可判断吻合口瘘的发生部位。胃液呈酸性，十二指肠液和胆汁呈碱性，胆汁不含有黏液而十二指肠液含有较多黏液。发生十二指肠瘘时引流液为浑浊的胃液、肠液；发生胆瘘时，引流液为褐色胆汁样。

2）腹部及全身症状：少量的吻合口瘘患者无明显的全身症状；而吻合口瘘严重且引流不畅时，消化液在腹腔积聚可引起腹膜炎体征，表现为腹胀、腹痛、腹肌紧张、压痛、反跳痛，以及恶心、呕吐、发热、黄疸等。大量消化液的丢失还可导致患者的水电解质紊乱及酸碱平衡失调。

3. 防治要点。

1）预防措施。

（1）术前准备：积极纠正术前营养不良、低蛋白血症等，保持水电解质及酸碱平衡，控制血糖水平，以保障患者的术后康复。

（2）术中操作：采取合适的温和方式，以确保吻合口无张力和良好的血供。

（3）术后管理：保持引流通畅，随时观察引流液的性状，发现异常及时处理。积极控制胰瘘、腹腔感染等并发症的发生。

2）治疗措施。

（1）充分引流：多数吻合口瘘经充分引流后能够痊愈闭合，不需行手术治疗；若术中放置的腹腔引流管不能有效引流，可在 B 超或 CT 引导下在瘘口周围放置引流；必要时再次手术在瘘口周围放置有效引流。

（2）若形成局限性腹膜炎或弥漫性腹膜炎，应手术引流。

（3）支持治疗：通过肠内营养或肠外营养支持，补液以保持水电解质及酸碱平衡。

（4）抗感染治疗：当患者合并感染时，根据血培养及引流液培养结果，选用敏感抗生素。

4. 护理要点。

1）并发症预警：对于行胰十二指肠切除术的患者，以及其他发生吻合口瘘的高危人群，医护人员应当关注其引流液的颜色、形状及量，观察腹部症状及体征，及时发现吻合口瘘的发生。

2）并发症护理。

（1）保持通畅有效地引流：定期挤压引流管，避免引流管折叠、弯曲。

（2）监测及记录：持续观察患者引流液的颜色、性状及量的变化，动态评估腹部及全身症状，准确记录 24 小时出入量，关注患者的生化指标、肝功能、肾功能、血糖、营养指标以及血气分析结果的变化，关注合并感染者的细菌培养及炎症指标的变化。

（3）定期评估患者的营养状况，给予营养支持治疗。

（4）心理支持：吻合口瘘患者往往病情较复杂，甚至可能合并多种术后并发症。医护人员应当给予详细耐心的解释与疏导，强调引流的重要性，取得患者及家属的配合。

（五）胃排空障碍

1. 原因。

1）患者因素：营养状态差、糖尿病、神经系统疾病或其他可能影响胃肠道动力的疾病是导致术后胃排空障碍的危险因素。

2）治疗相关因素：目前认为，胰腺癌手术后胃排空障碍主要是由手术对胃动力的破坏引起。主要的观点：①手术切断了胃十二指肠神经网络及胃窦，破坏了胃的生理起搏点，从而抑制或减弱了胃肠动力；②淋巴廓清结扎切断了胃的部分血供；③手术切除了十二指肠和近端空肠，减少了胃动素的分泌。除此之外，术后腹腔感染、吻合口瘘等并发症也被认为是胃排空障碍的危险因素。

2. 临床表现：胃排空障碍的患者术后胃肠减压量增大，常表现为腹胀、恶心、呕吐，且呕吐物多为胃内容物。消化道造影可见胃体积增大，胃壁蠕动波消失，无胃出口梗阻表现。患者可能需要长时间留置胃管，且拔管后因呕吐等可能需要再次置管。

3. 防治要点。

1）预防措施：把握手术适应证，根据病情选择合适的术式。对于高危患者，如伴有糖尿病、实施了扩大根治术等的患者，术中可行空肠造瘘以备用。术后保持引流通畅，让患者早期下床活动，积极预防及控制术后腹腔感染等并发症的发生。高危患者术后延长胃管保留时间。

2）治疗措施：禁食，胃肠减压，维持水电解质平衡等。使用促胃动力药物，如甲氧氯普胺、红霉素等。中医药可加速胃排空，减轻症状。留置空肠营养管者，行早期肠内营养以保证营养支持。对非手术治疗效果不佳者可行胃镜检查或上消化道造影，排除吻合口机械性梗阻。必要时可考虑行幽门成形术。

4. 护理要点。

1）并发症预警：排除肠梗阻、吻合口狭窄等机械性梗阻的前提下，若患者出现术后留置胃管时间超过3天、拔管后因呕吐等再次置管、术后7天仍不能进食固体食物等情况，应警惕胃排空障碍。医护人员应当关注行保留幽门的胰十二指肠切除术、淋巴廓清范围广的患者的胃肠道功能恢复情况。

2）并发症护理：

（1）术后留置胃管，密切观察胃管引流液的颜色、性状和量，及时调整胃管位置，防止胃管堵塞。

（2）监测患者的生命体征，注意胃排空障碍可能引起的水电解质紊乱和酸碱平衡失调。

（3）遵医嘱行营养支持治疗和药物治疗。

（4）病情允许的情况下，患者早期下床活动，有助于胃肠功能恢复。

（5）提供心理支持，帮助患者理解病情，减轻焦虑和恐惧。

（六）静脉血栓形成

1. 原因。

1）手术损伤：胰腺毗邻众多重要血管，手术中对门静脉、肠系膜静脉、脾静脉的牵拉、挤压、切除、修补或吻合会损伤静脉内膜，导致血小板凝聚形成血栓。胰体尾部切除时，结扎脾静脉后，其盲端可能形成血栓并延伸至门静脉和肠系膜上静脉。

2）癌栓浸润：胰腺癌浸润静脉，易发生血小板凝聚。

2. 临床表现：单纯的附壁血栓可能无明显症状和体征，或仅表现为发热和轻度腹痛。当肠系膜上静脉或门静脉完全阻塞时，若患者术前已因肠系膜上静脉和（或）门静脉受累形成胃冠状静脉、肠系膜下静脉或腹膜后交通支，则临床表现可能不明显。未形成交通支的患者可表现为明显的急腹症：

1）持续或间断的腹痛，部位不确定，难以用解痉或镇痛药缓解。

2）腹胀、肌紧张、肠鸣音活跃。

3）发生系膜或肠梗死时可有腹水。

4）恶心、呕吐。

5）呕血、黑便。

6）中晚期可发生肠坏死，有发热表现，甚至酸中毒及休克。

3. 防治要点。

1）预防措施：手术中减少对血管的牵拉和损伤，缩短静脉阻断时间。高危患者可考虑使用肝素抗凝，但应注意防治术后出血。

2）治疗措施：单纯附壁血栓或静脉血栓完全阻塞但无明显临床表现的患者行抗凝治疗。发生肠坏死时，应行手术治疗，切除坏死肠管。若患者发生急腹症、感染性休克等，应积极予以胃肠减压、补液等对症治疗。

4. 护理要点。

1）并发症预警：静脉血栓形成的临床表现无特异性，易与腹腔感染、出血等其他术后并发症混淆，延误诊断，导致部分患者发生肠坏死引起弥漫性腹膜炎、休克，危及生命。因此，当术后患者发生急腹症时，医护人员应当警惕静脉血栓形成的可能，并借助 CT 等影像学检查，早期发现血栓形成。

2）并发症护理：遵医嘱行抗凝治疗。密切监测患者的生命体征，动态监测凝血功能指标及血气分析结果。在抗凝治疗的同时，观察患者是否有术后出血征象，指导患者及家属进行自我监测。

（七）糖尿病

1. 原因。
1）手术应激：胰腺癌手术后早期血糖升高的原因在于患者处于应激状态。
2）营养治疗：术后早期的肠内营养及肠外营养支持也会引起血糖升高。
3）胰腺内分泌功能受损：术后远期并发糖尿病的主要原因是胰腺切除（尤其是胰体尾切除术）导致胰岛细胞减少，进而引发胰岛素分泌不足。

2. 临床表现：胰腺癌手术后并发糖尿病的临床表现与一般糖尿病相似，包括多饮、多食、多尿和体重下降等典型症状。在术后早期，患者主要表现为血糖和尿糖升高，严重高血糖患者可能出现酮症酸中毒。

3. 防治要点。
1）预防措施：术中注意保护胰腺的血供，以维持残余胰腺的功能。尽可能保留胰腺组织，以减少术后糖尿病的发病风险。胰腺残端吻合时保证胰管通畅，以减少胰液淤积和感染的风险。

2）治疗措施：对于胰腺癌手术后胰岛素绝对缺乏的患者，胰岛素治疗是其术后糖尿病治疗的首选方式。需监测患者空腹及餐后血糖水平，并根据血糖水平调整胰岛素用量。

4. 护理要点。
1）并发症预警：密切监测患者的血糖水平及变化趋势，及时识别高血糖或低血糖的情况。对于胰腺切除体积较大的患者，可持续动态监测血糖，以动态掌握患者术后血糖的变化趋势。

2）并发症护理：动态监测患者的血糖水平，及时发现血糖异常。对于合并高血糖的患者，调整饮食并遵医注射胰岛素，控制血糖在适当水平。从糖尿病饮食、运动以及胰岛素注射等方面，指导患者进行居家自我监测和自我护理，定期监测血糖。成人围术期血糖监测方案见表7-1-1。

表 7-1-1 成人围术期血糖监测方案

阶段	血糖监测方案
术前	根据血糖控制情况、病情危重程度及治疗需要，血糖监测 4～7 次/天，禁食者 4～6 小时监测 1 次血糖
术中	1. 术中输注生理盐水，监测血糖 1 次/2 小时 2. 胰岛素输注的同时给予 5% 葡萄糖注射液（40mL/h）或 10% 葡萄糖注射液 20mL/h，监测血糖 1 次/小时 3. 术中血糖<4.4mmol/L，静脉输注至少 10% 葡萄糖注射液 100mL 或 50% 葡萄糖注射液 25～50mL，15～30 分钟监测 1 次血糖 4. 术中血糖 4.4～5.5mmol/L，静脉输注 5% 葡萄糖注射液 40mL/h 或 10% 葡萄糖注射液 20mL/h，监测血糖 1 次/小时 5. 术中血糖 5.5～10.0mmol/L，监测血糖 1 次/2 小时；血糖>10mmol/L，皮下/静脉胰岛素治疗，监测血糖 1 次/小时
术后	1. 术后在复苏室内 1～2 小时监测 1 次血糖 2. 术后如无法进食，给予皮下/静脉胰岛素治疗，1～2 小时监测 1 次血糖；术后若饮食恢复到正常的一半，给予常规胰岛素/口服降糖药治疗方案，监测血糖 1 次/2 小时 3. 出院前逐渐将静脉胰岛素治疗转为皮下胰岛素或口服降糖药治疗，监测血糖 2～4 次/天

（八）吻合口狭窄

1. 原因：

1）吻合技术不当（如缝合间距过大或过密）可导致局部组织缺血性坏死或吻合口裂开。

2）吻合口存在胰瘘、出血或感染等因素，产生纤维化，导致瘢痕狭窄。

3）胰管对空肠吻合方法缺陷，导致胰管与空肠黏膜对合不良。

4）肿瘤局部复发等。

2. 临床表现。

1）梗阻性黄疸，合并感染时可出现腹痛、发热等胆管炎表现。

2）慢性胰腺炎表现，如上腹部钝痛、脂肪泻、体重下降等。

3）影像学检查可见慢性胰腺炎征象，如胰管结石，胰管增粗扭曲、不规则改变，胰腺腺体萎缩或断端假性囊肿形成等。

3. 防治要点。

1）预防措施：采用合理的吻合技术，确保吻合口无张力且血供良好。预防胰瘘和出血，减少感染的发生。术后充分引流腹腔，确保吻合口愈合。

2）治疗措施：经皮经肝穿刺途径在狭窄部位行球囊扩张缓解。对于因肿瘤局部复发导致胆管狭窄的患者，可以使用金属胆管支架。介入治疗失败的患者需再次行胆-肠吻合。

4. 护理要点。

1) 并发症预警：吻合口狭窄多发生于术后晚期，需要关注患者术后是否发生梗阻性黄疸、慢性胰腺炎等，并通过影像学检查确定原因。

2) 并发症护理：术后早期应当保持充分引流，加强营养支持，积极预防并处理腹腔感染、吻合口瘘等术后并发症，促进吻合口愈合。告知患者及家属胰腺癌手术后晚期发生吻合口狭窄的可能性及相关知识，指导患者及家属做好自我监护，一旦发生异常，应当及时就医复查。

（九）消化功能不良

1. 原因。

1) 消化液分泌减少：由胰腺切除导致的胰腺外分泌功能减退导致。行胰十二指肠切除术的患者，因切除了十二指肠、部分空肠及胃部，可能导致消化吸收功能障碍，尤其是十二指肠黏膜分泌的胰泌素和促胰酶素消失，会进一步减少胰液分泌。行全胰切除术的患者完全丧失胰液分泌功能，更易发生消化吸收障碍。

2) 胰管狭窄、梗阻：导致胰液无法正常排入肠道而影响消化功能。

3) 胰液失活：胰-胃吻合时，胰液排入胃导致胰液失活，影响消化功能。

4) 长期禁食禁饮：导致患者消化功能减退。

2. 临床表现：胰腺外分泌功能不全时，脂肪酶分泌的下降要早于蛋白酶等其他胰酶，因此胰腺癌手术后早期患者即可发生脂肪泻，即每日摄入脂肪 100g，粪便脂肪排出量大于 7g/24h。蛋白质的消化障碍相对较轻且多于术后晚期出现。同时，患者还可伴有腹痛、腹胀、嗳气、恶心、呕吐、食欲缺乏、体重下降等表现。

3. 防治要点。

1) 预防措施：术中尽量保留胰腺组织，保护胰腺功能。做好胰-肠吻合，确保胰管通畅。及时处理术后腹腔感染、胰瘘等早期并发症，减少吻合口狭窄、胰腺炎等并发症的发生。

2) 治疗措施：补充胰酶是主要的治疗方式，可口服各种胰酶制剂或多胰酶复合制剂。病情允许的情况下，行术后早期肠内营养，提供充分的热量和蛋白质，限制脂肪摄入，有助于促进胃肠功能的恢复。胰-肠吻合口狭窄的患者应行相应治疗，确保胰管通畅。

4. 护理要点。

1) 并发症预警：患者术后腹痛、腹胀等腹部症状明显，且处于手术应激状态，消化吸收不良问题易被忽视。医护人员应关注患者胃肠道功能恢复情况、大便性状等。术后晚期消化吸收不良问题逐渐凸显，应在随访时持续关注患者的大便情况、饮食情况以及营养状态。

2) 并发症护理：

（1）遵医嘱补充胰酶。

（2）术后早期关注胰液引流情况，及时处理腹腔感染等术后早期并发症。

（3）告知患者及家属胰腺癌手术后消化吸收不良发生的可能性及相关知识，强调胰酶补充的重要性，指导患者及家属做好自我监护，一旦发生异常，应当及时就医复查。

七、治疗预后评价

由于基因组学及免疫微环境复杂等特点，胰腺癌恶性程度极高，综合诊疗效果欠佳，手术仍是其唯一可能的治愈手段。尽管极高的术后并发症发生率严重影响患者的预后，约 25% 的患者在术后 1 年内死亡，但与非手术患者相比，手术患者 2 年生存率可达 35%。因此，总体来说，外科手术治疗带给患者的获益是明显的。随着医学技术的不断发展，胰腺癌预后有逐渐改善的趋势，患者总体 5 年生存率已由 5%～7% 提高至10% 左右。

第二节　胰腺炎

一、概述

胰腺炎为胰腺的炎症性疾病，根据持续时间分为急性胰腺炎（acute pancreatitis，AP）和慢性胰腺炎（chronic pancreatitis，CP）。急性胰腺炎是常见的急腹症，由胰腺分泌的胰酶在胰腺内异常激活，对胰腺及周围器官产生自身消化作用所致。其中，轻型急性胰腺炎具有自限性，预后良好；重型急性胰腺炎则可能累及全身器官及系统，病情危重，病死率高。慢性胰腺炎是胰腺的持续性炎症，可导致纤维化、导管狭窄等永久性结构破坏，进而引发胰腺内、外分泌功能障碍。其临床特征与急性胰腺炎、复发性胰腺炎存在重叠，有时难以明确区分。部分患者可能从急性胰腺炎进展为复发性急性胰腺炎，最终发展为慢性胰腺炎，且病程中无明显界限。

二、病因与发病机制

（一）急性胰腺炎的病因与发病机制

急性胰腺炎的致病危险因素包括胆道疾病、过量饮酒、高脂血症、十二指肠液反流、各种原因引起的胰腺损伤，以及暴饮暴食、感染、内分泌变化、药物影响、遗传和自身免疫性疾病等。

急性胰腺炎主要由胆道疾病诱发，又称胆源性胰腺炎，通常由胆道结石阻塞胆总管或引起壶腹部梗阻，导致胆汁反流入胰管，损坏胰管的黏膜屏障，诱发急性胰腺炎。

（二）慢性胰腺炎的病因与发病机制

多数慢性胰腺炎患者存在多种基础病因。长期大量饮酒和吸烟是最常见的危险因素。高脂血症、遗传因素、自身免疫因素、复发性和重度急性胰腺炎、各种原因引起的

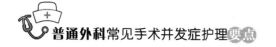

胰管梗阻等也与慢性胰腺炎的发病有关。

三、病理分类

(一) 急性胰腺炎的病理分类

急性胰腺炎的基本病理改变包括胰腺充血、水肿、出血和坏死。急性胰腺炎按病理变化可分为急性水肿性胰腺炎、急性出血坏死性胰腺炎，按临床分型可分为轻症急性胰腺炎、中度重症急性胰腺炎、重症急性胰腺炎。

(二) 慢性胰腺炎的病理分类

慢性胰腺炎患者胰腺受损后通过纤维化和再生尝试愈合，最终发展为腺泡、胰岛及胰管细胞的丢失和损伤，伴纤维化和胰腺功能丧失。其主要病理改变是胰腺萎缩，呈不规则结节样硬化。胰管狭窄伴节段性扩张，可有胰管结石或囊肿形成。

四、临床表现

(一) 急性胰腺炎的临床表现

1. 腹痛：表现为饱餐或饮酒后持续性、刀割样剧烈疼痛。以上腹部居多，其次为左上腹，可向背部、胸部、左侧腹部放射，胆源性胰腺炎的腹痛由右上腹向左侧转移，并向左肩、左腰背部放射。

2. 腹胀：由肠麻痹、继发腹腔感染、腹水等引起。

3. 恶心、呕吐：剧烈且频繁，呕吐后腹痛不缓解。

4. 发热：急性胰腺炎合并感染时常有发热表现。

5. 休克和器官功能障碍：重症急性胰腺炎可并发休克、急性呼吸衰竭、意识模糊甚至昏迷等中枢神经系统症状，严重者可能合并弥漫性血管内凝血。

6. 腹膜炎：轻症患者可表现为中上腹压痛，常无明显肌紧张；重症患者则有明显压痛、反跳痛和肌紧张。有腹腔渗液者移动性浊音为阳性。肠鸣音多减弱或消失。

7. 其他体征：①Grey-Turner征，重症急性胰腺炎患者胰液外溢至皮下组织间隙，腰部、季肋部和下腹部皮下脂肪溶解，毛细血管破裂出血，皮肤出现大片青紫色瘀斑；②Cullen征，脐周皮肤出现青紫色改变；③黄疸，由结石嵌顿或胰头肿大压迫胆总管引起，程度一般较轻；④呕血、便血，胃肠出血的表现；⑤手足抽搐，血钙降低的表现。

(二) 慢性胰腺炎的临床表现

1. 腹痛：表现为饮酒或饱餐后发作性剧烈疼痛，持续时间长，疼痛部位为上腹部剑突下或偏左，可向腰背部放射，呈束腰带状。

2. 消化不良：胰腺功能不全可导致食欲下降、饱胀感、不耐油腻等，后期可出现脂肪泻，表现为粪便不成形、有油光、恶臭且上层可见发光的油滴。

3. 体重减轻、消瘦：进食后疼痛使患者进食减少，摄入不足，加之后期消化功能受损，导致体重减轻、消瘦。

4. 糖尿病：胰岛细胞被破坏，胰岛素分泌减少，可导致患者血糖升高，甚至可导致糖尿病。

5. 黄疸：较为少见，多由胰头增生压迫胆总管下端导致。

五、外科治疗

（一）急性胰腺炎的外科治疗

轻、中度重症急性胰腺炎一般采用保守治疗，不需手术；由胆道疾病引起的急性胰腺炎需通过手术去除胆道结石等诱因；有局部或全身并发症的重症急性胰腺炎常需手术治疗。

1. 手术指征：①不能排除其他急腹症；②胰腺和胰周坏死组织继发感染；③伴胆总管下端梗阻或胆道感染；④合并肠穿孔、大出血或胰腺假性囊肿。

2. 常见术式：坏死病灶清除术及脓肿清除引流术。

（二）慢性胰腺炎的外科治疗

慢性胰腺炎主要通过保守治疗以控制疼痛和处理胰腺功能不全，手术治疗多用于延缓疾病进展，减轻症状负担，无法逆转病理改变。其手术方式视具体病情决定：胆管结石或 Oddi 括约肌狭窄者可行胆道手术，胰管有多处狭窄者可行胰管空肠吻合术，胰腺纤维化严重但胰管未扩张者可行胰腺切除术，合并胰腺假性囊肿者行内引流术或外引流术。

六、手术并发症及护理

胰腺手术后一般并发症参见本章第一节"胰腺癌"手术并发症及护理的相关内容。胰腺炎手术后的特殊并发症如下。

（一）腹腔脓肿、感染

1. 原因。

1）感染灶清除不彻底：重症急性胰腺炎患者的胰腺组织发生坏死液化和继发感染，侵及邻近组织，甚至胰腺下腹膜后组织、结肠旁沟和小肠系膜根部。由于坏死组织解剖位置较深，或者手术时机过早导致胰腺坏死分界不明确，无法发现、彻底清除及引流坏死组织，在术后产生局灶性新生坏死灶。

2）感染灶持续发展：胰腺坏死和胰外侵犯病变在手术后继续发展。

3）术后未充分引流，或产生外源性感染。

2. 临床表现：患者术后早期发生持续性感染，表现为发热、腹痛、白细胞计数升高、菌血症、血流动力学不稳定以及腹胀、腹痛等。

3. 防治要点。

1）预防措施：防止重症急性胰腺炎术后腹腔脓肿的关键在于在术中最大限度地清除坏死组织。应合理选择手术时机，术中可常规探查结肠旁沟、横结肠系膜、小肠系膜根部、肠系膜上血管周围组织及膈下是否发生坏死，CT 增强扫描有助于发现坏死组织。合理选择切口敞开，进行有效的灌洗引流，术后规范进行伤口护理及引流护理也有助于预防术后腹腔脓肿的发生。

2）治疗措施：局灶性脓肿可在 CT 引导下穿刺引流；多发性或较大的多腔脓肿应再次手术，充分引流。

4. 护理要点。

1）并发症预警：若患者术后早期即出现明显的感染征象，应当考虑坏死灶残留引起的腹腔脓肿，医护人员应当关注患者的生命体征、炎症指标以及 CT 复查结果。

2）并发症护理：通过 CT 明确感染灶，配合行穿刺引流或再次手术。充分引流，保持引流通畅，进行有效灌洗引流。对发热患者遵医嘱给予物理降温或药物降温，遵医嘱规范进行抗生素治疗。持续感染或二次手术会加重患者的负面情绪，医护人员应当做好解释和引导，帮助其正确认识疾病。

（二）出血

1. 原因：胰腺炎术后出血的原因复杂，主要与坏死病变扩散、胰腺组织释放大量消化液造成血管壁受损、坏死组织清除术或反复局部填压造成医源性血管损伤，以及引流管压迫胰周血管形成医源性假性动脉瘤等因素有关。

2. 临床表现：参见本章第一节"胰腺癌"手术并发症及护理的相关内容。

3. 防治要点。

1）预防措施：术中清除坏死组织时应做钝性分离而不做锐性分离。尽量清除坏死灶，预防病变继续扩展。保持纱垫潮湿，更换操作要轻柔，在邻近组织之间放置不粘连的间隔物及放置引流时避开显露的血管等均可减少出血的发生。

2）治疗措施：参见本章第一节"胰腺癌"手术并发症及护理的相关内容。

4. 护理要点：参见本章第一节"胰腺癌"手术并发症及护理的相关内容。

（三）胰瘘、胆瘘及胃肠道瘘

1. 原因。

1）胰腺实质坏死破坏了胰管的完整性造成胰液外渗，需长时间进行胰液体外引流时，可能引起胰瘘，这是重症胰腺炎最常见的并发症。

2）坏死的胰腺组织释放出的炎性产物及富含胰酶的渗出液具有自身消化作用，可侵及腹膜后组织与横结肠系膜，影响肠道血供，或直接作用于空腔器官管壁造成十二指肠、近端空肠、结肠局部坏死及穿孔。

3）手术造成的器官损伤以及引流管压迫也可导致瘘的发生。

2. 临床表现。

1）引流液改变：发生胰瘘时，腹腔或伤口引流出无色清亮液体，且引流液淀粉酶含量升高；发生胆瘘时，腹腔或伤口引流出黄褐色胆汁样液体；发生胃肠道瘘时，腹腔引流液由淡红色、淡黄色液体转为浑浊、伴有絮状物或脓性液体。

2）腹部症状和体征：患者出现腹胀、腹痛及腹膜炎体征。

3）感染表现：部分患者可有发热、炎症指标升高等感染表现。

3. 治疗要点：参见本章第一节"胰腺癌"手术并发症及护理的相关内容。

4. 护理要点：参见本章第一节"胰腺癌"手术并发症及护理的相关内容。

七、治疗预后评价

急性胰腺炎的预后与疾病严重程度密切相关，大多数轻、中度重症急性胰腺炎预后良好，无后遗症状，但仍有发生长期并发症的风险。重症急性胰腺炎病情凶险，预后较差，疾病急性期常合并器官功能障碍等严重并发症，导致较高的死亡率。总体来说，急性胰腺炎患者远期预后较好，但因胰腺功能受损，面临较高的并发症发生风险。研究显示，约25％的急性胰腺炎患者可能出现胰腺分泌功能不全（包括内、外分泌功能障碍）或胰腺炎复发。针对胆源性胰腺炎，胆囊切除是预防胰腺炎复发的重要手段。

对于慢性胰腺炎患者，外科手术治疗实际上是一种姑息治疗手段，主要目的是缓解症状。采用胰头次全切等创伤较小的术式，患者术后早期及后期的并发症发生率相对较低，且对患者疼痛改善及生活质量提高效果明显。

第三节　胰岛素瘤

一、概述

胰岛素瘤（insulinoma）是一种常见的胰腺神经内分泌肿瘤。神经内分泌肿瘤是一类起源于干细胞、表达神经内分泌标记物并能分泌生物活性胺和（或）多肽激素的肿瘤。胃肠胰神经内分泌肿瘤主要发生在消化道或胰腺，能产生5－羟色胺代谢产物或胰高血糖素、胰岛素、胃泌素或促肾上腺皮质激素等多肽激素。能引发临床症状的神经内分泌肿瘤，被称为功能性神经内分泌肿瘤，以胰岛素瘤、胃泌素瘤为常见病理类型。

胰岛素瘤是来源于胰岛 β 细胞的一种少见肿瘤，曾被认为是罕见病，但随着诊疗技术的不断发展，胰腺神经内分泌肿瘤诊断水平的提高，其发病率和患病率有所升高。

二、病因与发病机制

遗传因素：部分胰岛素瘤与希佩尔－林道（Von Hippel－Lindau，VHL）综合征、多发性内分泌腺瘤病1型等由基因突变引起的疾病相关。分子水平的变化包括 VHL 基因失活、RAS/MAPK 通路激活等。环境因素也可能与胰岛素瘤的发生有关。

三、病理改变

胰岛素瘤多为单发良性，体积小，直径一般为 1～2cm，在胰头、胰体和胰尾部发生率相当。大多数胰岛素瘤原发于胰腺内，β 细胞异常增生和功能亢进是胰岛素瘤的主要病理特征。

四、临床表现

胰岛素瘤主要表现为肿瘤释放过量胰岛素所致的低血糖综合征，可表现为神经元低血糖症状，包括头晕、精神错乱、癫痫发作、昏迷等，以及自主神经症状，包括面色苍白、出汗、震颤、心悸、虚弱、饥饿等。

五、外科治疗

目前手术治疗是胰岛素瘤的首选治疗方法。手术方式根据肿瘤所在位置及其和胰管的关系确定，包括肿瘤摘除术、胰腺部分切除术等。

六、手术并发症及护理

胰腺手术后并发症参见本章第一节"胰腺癌"手术并发症及护理的相关内容。胰岛素瘤手术后的特殊并发症如下。

（一）肿瘤残留、复发

1. 原因：多发性肿瘤、肿瘤过小或位置隐匿等导致肿瘤切除不彻底，恶性肿瘤转移性复发。

2. 临床表现：术后临床症状未缓解，或缓解后复发。

3. 防治要点。

1）预防措施：术前准确定位肿瘤位置及大小，术中仔细探查，测定激素含量的术中定位以及术中监测血糖等方法可减少肿瘤残留。

2）治疗措施：发现肿瘤残留或复发常需进行二次手术。恶性肿瘤还可进行放疗、化疗、免疫治疗等综合治疗。

4. 护理要点。

1）并发症预警：关注患者术后临床症状及体征的变化，尤其是低血糖症状。

2）并发症护理：准备二次手术。预防及处理低血糖综合征，保障患者安全。二次手术会增加患者及家属的情绪负担，应做好解释和引导工作，减轻患者的紧张、焦虑。

（二）术后反跳性高血糖

1. 原因：由于胰岛素瘤异常分泌大量胰岛素，患者术前长期处于低血糖状态，导致正常胰岛细胞功能被抑制。肿瘤切除后，患者体内胰岛素水平骤降，而正常胰岛细胞功能尚未恢复，加之术后应激状态，可能引发术后反跳性高血糖。

2. 临床表现：术后血糖水平升高，甚至出现高渗性昏迷，持续时间一般不超过2~3 周。患者病程长、肿瘤大或者行胰体尾切除术，血糖恢复正常水平的时间长。

3. 防治要点。

1）预防措施：术后反跳性高血糖为患者术后生理反应，难以避免，一旦确诊胰岛素瘤，应尽早手术，以缩短病程，促进术后血糖尽快恢复正常水平。

2）治疗措施：使用胰岛素控制血糖水平，直到患者胰岛细胞功能恢复。

4. 护理要点：术后反跳性高血糖持续至术后 2~3 周，应当密切关注患者血糖水平变化及趋势，遵医嘱给予胰岛素控制血糖，避免因术后血糖过高导致感染、高渗性昏迷等并发症，帮助患者安全度过围术期。

七、治疗预后评价

大多数的胰岛素瘤可通过手术治愈。一项囊括 6222 例胰岛素瘤患者的系统综述表明，胰岛素瘤的手术治愈率为 93%。

参考文献

[1] 陈孝平，张英泽，兰平. 外科学［M］. 10 版. 北京：人民卫生出版社，2024.

[2] 李乐之，路潜. 外科护理学［M］. 7 版. 北京：人民卫生出版社，2021.

[3] 郭爱敏，周兰姝. 成人护理学（上册）　［M］. 4 版. 北京：人民卫生出版社，2023.

[4] 国家卫生健康委员会. 胰腺癌诊疗指南（2022 年版）　［J］. 临床肝胆病杂志，2022，38（5）：1006-1030.

[5] 苗毅. 普通外科手术并发症预防与处理［M］. 北京：科学出版社，2016.

[6] 徐近. 中国抗癌协会胰腺癌整合诊治指南（精简版）［J］. 中国肿瘤临床，2023，50（10）：487-496.

[7] 吴文铭，陈洁，白春梅，等. 中国胰腺神经内分泌肿瘤诊疗指南（2020）［J］. 协和医学杂志，2021，12（4）：460-480.

第八章　脾脏疾病手术及并发症的护理

脾脏作为人体最大的淋巴器官，具备重要的储血、造血及免疫功能。脾脏相关疾病的发病率和临床表现与具体疾病种类、地区、遗传背景、环境因素紧密相关。总体而言，脾脏疾病的常见治疗方法为外科手术。

脾脏手术后的并发症与脾脏解剖结构及生理特点相关。脾脏位于左侧季肋部，胃底的后外侧，与膈肌、左肋和左肾等结构相邻；有光滑的被膜包裹，通过多个韧带，包括脾胃韧带、脾肾韧带等，与邻近器官相连。这些韧带不仅固定脾脏，还包含脾脏的血管、神经和淋巴管。脾脏具有过滤功能，拥有大量功能各异的免疫活性细胞，并可分泌很多免疫因子，在免疫系统中扮演关键角色。脾脏还具有内分泌功能，可分泌红细胞生成素等多种激素。另外，脾脏还具有储血、造血、滤血以及清除老化红细胞的功能，参与调节血液循环，对维持血容量和血液成分平衡至关重要。

由于脾脏在免疫系统中具有重要作用，脾切除术后患者的感染风险可能增加。脾脏的血液过滤功能丧失可能导致血液中的衰老红细胞清除不足，引起溶血性贫血。脾脏的血液储存功能丧失也可能导致术后循环血量的变化，影响血流动力学稳定。脾切除术中，由于脾脏与周围结构的紧密联系，如不慎损伤邻近器官或韧带，可能引起术后出血等并发症。因此，护士需基于脾脏解剖结构及生理功能，掌握脾切除术常见并发症的成因，并采取有效的预防和干预措施，降低并发症的发生率，提高治疗效果，保障患者的健康和安全，促进术后恢复，提高患者的生活质量。

一、常见脾脏疾病种类

脾脏疾病种类较多，包括脾脏原发性疾病及占位性病变、造血系统疾病、感染性疾病、充血性脾肿大等。

1. 脾脏原发性疾病及占位性病变见表8-1。

表8-1　脾脏原发性疾病及占位性病变

疾病	病因	病理分类	临床表现
游走脾	脾蒂和脾韧带先天性过长或缺失	异位脾	腹部可推动的肿块和压迫邻近器官引起的症状；约20%并发脾蒂扭转，有急性剧烈腹痛，可伴休克

续表8-1

疾病	病因	病理分类	临床表现
脾囊肿	真性囊肿：皮样囊肿、淋巴管囊肿或寄生虫性囊肿等；假性囊肿：脾损伤后陈旧性血肿或脾梗死灶液化后形成	真性囊肿和假性囊肿	小囊肿常无症状，大囊肿因占位效应引起左上腹不适、消化不良等
脾肿瘤	原发性脾肿瘤较为少见	良性多为血管瘤、内皮瘤，恶性肿瘤多为肉瘤	肿瘤小者无症状，肿瘤大者表现为脾大及压迫邻近器官等
脾脓肿	多来自血行感染，为全身感染性疾病的并发症	—	寒战、发热、左上腹或左胸疼痛、左上腹触痛、脾区叩击痛

2. 造血系统疾病见表8-2。

表8-2 造血系统疾病

疾病	病因	病理分类	临床表现
溶血性贫血	先天性或遗传性因素和自体免疫功能紊乱	遗传性球形红细胞增多症、遗传性椭圆形红细胞增多症等	贫血、黄疸和脾大
血小板减少性紫癜	自身抗体导致血小板减少	以特发性血小板紫癜最常见	皮肤黏膜瘀点、瘀斑，皮下血肿，常伴有鼻出血、牙龈出血、低热、乏力、头痛及脾大等
慢性白血病	脾梗死和脾周围炎	慢性粒细胞白血病和慢性淋巴细胞白血病	脾区剧痛、血小板明显减少
淋巴瘤	起源于淋巴结或其他淋巴组织的恶性肿瘤	霍奇金淋巴瘤和非霍奇金淋巴瘤	无痛性淋巴结肿大，脾异常肿大，晚期可见恶病质、发热、贫血等
骨髓增生异常综合征	全身骨髓内弥漫性纤维组织增生	—	贫血、脾大、发热、骨髓疼痛等
脾脏相关的遗传代谢性疾病	脂质代谢障碍性疾病，由单核巨噬细胞系统积蓄大量脑苷脂和神经磷脂引起	戈谢病和尼曼-皮克病	脾大和脾功能亢进

3. 感染性疾病：分为急性感染和慢性感染，主要由脓毒症、伤寒、疟疾、结核病等造成，常表现为脾大和脾功能亢进。原发病控制后，可解除继发性脾功能亢进。

4. 充血性脾肿大：主要由肝硬化门静脉高压症造成，常表现为脾大和脾功能亢进。

二、外科治疗

(一) 手术指征

脾脏手术指征见表8-3。

表8-3 脾脏手术指征

合理指征	罕见指征	一般禁忌证
1. 肿瘤 2. Felty综合征 3. 遗传性球形红细胞增多症 4. 免疫性血小板减少症 5. 丙酮酸激酶 (PK) 缺乏症 6. 脾脓肿 7. 脾边缘区淋巴瘤 8. 脾静脉血栓形成伴胃底静脉曲张出血 9. 脾大 (巨大或有症状) 10. 输血依赖性地中海贫血 11. 慢性自身免疫性溶血性贫血	1. 肾移植脱敏 2. 慢性淋巴细胞白血病 3. 毛细胞白血病 4. 霍奇金淋巴瘤 5. 原发性骨髓纤维化 6. 脾梗死 7. 镰状细胞病的脾隔离危象 8. 肝硬化中的血小板减少症 9. 血栓性血小板减少性紫癜	1. 自身免疫性淋巴组织增生综合征 2. 冷凝集素病 3. 戈谢病 4. 遗传性红细胞增多症 5. 遗传性干细胞增多症 6. 阵发性冷性血红蛋白尿

(二) 常见术式

脾切除术是脾脏疾病的主要手术方式, 包括开腹手术和微创手术 (腹腔镜或机器人), 手术方式需综合考虑患者病情、医疗机构条件、外科医生的熟练程度等。

三、手术并发症及护理

(一) 术中及术后出血

1. 原因: 脾脏的血供丰富, 且邻近众多重要器官及血管, 易发生术中及术后出血。

1) 术中出血: ①脾脏及血管解剖结构异常, 如巨脾、脾动脉分支部位及脾动静脉的走行关系异常; ②脾功能亢进、血小板减少、肝功能异常引起的凝血功能障碍; ③脾门处理困难, 脾门淋巴结水肿或肿瘤导致术中难以处理脾血管; ④脾蒂中血管脆弱, 过度牵拉导致血管破裂出血。

2) 术后出血: ①手术损伤导致的胰尾、胃部大血管出血; ②凝血因子及血小板不足导致术中脾床、膈肌和后腹膜广泛渗血; ③术中止血不完善, 结扎线滑脱导致术后出血。

2. 临床表现。

1) 术中出血: 术中发现裂面或结扎部位持续性漏出新鲜血液。

2) 术后出血: 腹腔引流管间断或持续引流出大量血性液体, 患者出现血压下降、心率增快，严重者可出现脉搏细速、面色苍白、四肢湿冷等失血性休克表现。

3. 防治要点。

1）预防措施：术前充分准备，纠正肝功能及凝血功能，防止渗血。术中严密止血，结扎血管规范，手术结束时反复检查脾面、脾胃韧带结扎端、侧腹壁、后腹壁及脾蒂等处是否有出血点，严格止血。

2）治疗措施：立即处理活动性出血，可能需要再次手术探查止血，术中对于术野应反复检查，彻底止血。监测生命体征，迅速扩容，输血补液，维持循环血容量。对于肝硬化患者或者血液病患者，可以针对性地纠正凝血功能，补液输血，给予抗生素预防感染。

4. 护理要点。

1）并发症预警：出血是脾切除术后常见且较为凶险的并发症之一，多发生于术后早期（12~24小时）。一旦发现腹腔引流管引流出鲜红色或暗红色液体应警惕术后出血。当腹腔内大量出血时，血凝块可堵塞引流管而掩盖病情。因此，医护人员应结合生命体征、腹部体征的变化综合判断，及时发现并处理术后出血。医护人员应通过监测患者术后生命体征、伤口敷料渗血情况、引流液性状及血常规检查结果，及时发现前哨出血征象。

2）并发症护理：一旦发生出血，常需要再次开腹止血，发生术后出血应当做好输血及急诊手术准备。对已发生休克者应迅速建立静脉通道扩容及抗休克治疗。持续监测生命体征、伤口敷料、腹部体征及引流液的变化。对于疑有内出血者，需动态了解红细胞、血红蛋白与血细胞比容的变化。

（二）胃损伤

1. 原因：脾胃韧带在脾脏内侧前方与胃大弯连接，其最上部仅 1~2cm 宽，内有胃短动脉、静脉和胃网膜左动脉、静脉。手术切断此韧带时，稍有不慎就会损伤胃壁，导致术后胃壁坏死穿孔。腹腔镜脾切除术放置套管针时可误伤及。血管断流也可引起胃壁局部缺血性坏死穿孔。

2. 临床表现：上消化道出血、膈下脓肿及腹膜炎。胃壁损伤坏死未达黏膜层可仅表现为上腹痛。穿透黏膜后损伤胃壁血管可引起腹腔出血或腹痛、呕血及便血等消化道出血症状。胃壁损伤导致胃穿孔时，患者可表现为腹痛、腹肌紧张等腹膜炎体征。胃内容物流至膈下可引起左膈下感染。

3. 防治要点。

1）预防措施：了解脾脏与胃之间特殊的解剖关系，手术中精细操作，避免胃壁损伤。当怀疑有胃壁损伤时，应将局部胃壁折叠内翻缝合数针以预防术后穿孔。

2）治疗措施：对轻度损伤应保持引流通畅，抗感染并加强全身支持治疗，一般不需手术处理可痊愈。胃瘘严重时，必须再次手术，充分引流膈下间隙。

4. 护理要点。

1）并发症预警：脾切除术后胃壁坏死多发生在术后 2~10 天，有时症状可延迟至术后数月才出现。胃损伤的临床表现特异性不强，腹痛等症状也需与手术创伤引起的术后早期反应相鉴别。当怀疑发生胃损伤时，可采用 X 线造影，因穿孔常在胃后壁的较高部位，因此侧卧位检查较有价值，典型表现为膈下新月形游离气体。

2）并发症护理：保持引流管及胃管通畅及有效的胃肠减压。定时挤捏管道，勿折叠、扭曲、压迫管道。若管道不慎脱出（尤其是胃管），应立即通知主管医生，由医生重置胃管。若由护士重置胃管，则需在医生的指导下进行，以免损伤手术吻合口。观察引流液的性状、颜色和量，若有异常立即通知医生积极给予处理。观察腹部体征，关注有无腹膜炎的症状和体征，有无腹胀。患者需禁食禁饮，应静脉补充营养液及水、电解质。遵医嘱应用抗生素预防感染。加强全身营养支持。

（三）胰腺损伤

1. 原因：脾脏与胰尾的解剖关系密切，胰尾常伸入脾蒂，与脾门相距仅 1~3cm，甚至无间隙。病理性脾大时，脾门处血管迂曲扩张及其周围粘连，使胰尾与脾脏的关系更加密切。因此，脾切除术钳夹脾蒂时可将胰尾一并夹住，或结扎脾蒂时未将胰尾分开，造成术中胰尾损伤。

2. 临床表现：脾切除术中胰尾损伤可引起术后胰瘘、胰腺假性囊肿或胰腺炎，表现为发热、心率增快、腹胀、腹痛等，并可能伴有腹膜炎体征，易被术后创伤或其他术后并发症干扰。当患者发生胰瘘时，可出现引流液淀粉酶含量升高。

3. 防治要点。

1）预防措施：术前行影像学检查仔细评估胰腺与脾门的关系。术中明确解剖位置，提高手术水平，轻柔操作。术中考虑有胰腺损伤时，术后应给予奥曲肽等抑制胰液分泌，预防胰瘘发生。若有严重的胰尾损伤，应将受损的胰尾切除，仔细缝合胰腺断端并放置引流。

2）治疗措施：若患者出现术后急性胰腺炎，禁食，胃肠减压，充分引流，补液，维持水电解质及酸碱平衡，使用生长抑素抑制胰液分泌，使用抗生素抗感染，加强营养支持。轻度胰瘘及急性胰腺炎经保守治疗即可恢复，若迁延不愈则需外科手术治疗。术后胰瘘的治疗参见第七章第一节"胰腺癌"手术并发症及护理的相关内容。

4. 护理要点。

1）并发症预警：脾切除术中胰腺损伤是严重且最常见的器官损伤，易与手术创伤及其他并发症混淆。当患者术后发生急腹症时，医护人员应仔细观察症状特点，结合原手术情况考虑可能的并发症，排除其他急腹症之后再考虑急性胰腺炎，尤其关注引流液淀粉酶含量的变化。

2）并发症护理：禁饮禁食，持续胃肠减压。遵医嘱静脉泵入生长抑素，合理使用抗生素。加强营养支持，维持水电解质平衡。严密观察腹部体征，引流液的颜色、性状和量，动态监测引流液淀粉酶的含量，保持引流通畅，鼓励患者取半卧位。

（四）腹腔感染/膈下脓肿

1. 原因。

1）手术损伤：术中损伤胰腺、胃或结肠等器官，导致术后脾窝积血，引流不畅，增加感染风险。

2）免疫功能低下：脾切除后，机体免疫功能下降，易发生感染。

3）引流不畅：脾切除术后脾窝放置引流管，若引流不畅，易形成脓肿。

4）组织坏死感染：大块钳夹组织可能导致组织坏死感染。

5）脾功能亢进：脾功能亢进可能导致血小板减少，影响凝血功能，增加感染风险。

2. 临床表现。

1）腹部症状：左上腹部不适或疼痛。

2）腹膜炎体征：腹部压痛、反跳痛、腹肌紧张。

3）胸部症状：胸痛、气短，并有咳嗽。脾切除术后左侧胸水较常见，可能与腹部感染有关。

4）全身感染症状：术后持续发热或体温下降后突然升高，脉搏增快，出汗，虚弱。

3. 防治要点。

1）预防措施：术前改善患者营养状况，改善凝血机制，避免术后出血等可能导致感染的并发症。术中轻柔操作，避免损伤周围器官，确保彻底止血。术后脾窝放置引流管，保持引流通畅，防止积液和感染。加强营养支持，提升免疫力，改善凝血功能。

2）治疗措施：对于已形成的脓肿，可采用 B 超引导下穿刺引流或手术切开引流。应根据药敏试验结果选择合适的抗生素。经非手术治疗感染仍加重，腹腔出现大量积液，肠麻痹或中毒症状严重时应考虑手术治疗。加强营养支持，纠正凝血功能障碍，对发热患者给予物理降温或药物降温，适量补液，维持水电解质及酸碱平衡。

4. 护理要点。

1）并发症预警：如脾切除术后患者出现不明原因的发热、左上腹不适等，则不排除左膈下积液及脓肿的可能，可进一步行 B 超和 CT 检查确定诊断。B 超见左上腹部脾窝积液，穿刺抽液细菌培养阳性，即可诊断腹腔感染。

2）并发症护理。

（1）监测生命体征：密切观察体温、脉搏、呼吸和血压的变化。

（2）引流护理：保持引流通畅，观察引流液的性状、颜色和量，及时更换敷料。

（3）感染控制：根据细菌培养结果，使用敏感抗生素，加强伤口护理，预防交叉感染。

（4）营养支持：提供充足的营养支持，维持水电解质平衡，促进伤口愈合。

（五）血栓形成和栓塞

1. 原因。

1）血小板增多症：脾切除术后 24 小时，血小板计数开始回升，术后 1~2 周达到高峰，一般可达 1000×10^9/L，使血液处于高凝状态，血栓形成风险显著增大。

2）脾脏疾病因素：骨髓纤维化、淋巴瘤引起的巨脾、遗传性溶血性贫血患者术后发生门静脉血栓的风险较高。

3）其他危险因素：围术期一般状况（如高龄、肥胖、血栓发生史）、潜在的疾病（如恶性疾病）以及手术相关因素（如手术方式、手术时间、手术中静脉损伤）等也与脾脏术后血栓形成和栓塞有关。

2. 临床表现：脾切除术后 1~2 周血小板计数回升达高峰，是血栓形成的高发期。其临床表现根据栓塞部位以及栓塞程度不同而有所不同，最常见的是门静脉栓塞、下肢静脉血栓、脾静脉血栓。栓塞程度较轻时，患者无症状，多在行影像学检查时发现。栓塞程度严重时，患者可出现腹胀、腹痛、血便、恶心、呕吐等症状，若未及时处理，可继发肠穿孔、弥漫性腹膜炎甚至休克等。肠道淤血、缺血是门静脉血栓特有的病理改变，栓塞引起的门静脉压力增高还可导致食管下端曲张静脉破裂出血。肠系膜动脉栓塞可表现为肠梗阻。

3. 防治要点。

1) 预防措施：术后 1~2 周行影像学检查，及早发现静脉血栓。动态监测血小板计数及凝血功能变化，对血液高凝状态者，遵医嘱给予抗凝治疗，术后血小板计数＞500×10⁹/L，可口服小剂量的阿司匹林或用小剂量的肝素，术后血小板计数＞1000×10⁹/L，应用肝素等抗凝药预防治疗。

2) 治疗措施：发生血管栓塞的早期，可使用链激酶或尿激酶做溶栓治疗。对肠系膜动脉栓塞致绞窄性肠梗阻病例应及早手术取栓，或行坏死肠段切除术，术后继续抗凝治疗。如果血小板计数＞1000×10⁹/L 持续数个月或数年，可考虑应用马利兰或¹³²P 治疗。

4. 护理要点。

1) 并发症预警。

(1) 血小板计数上升：血小板增多症是脾切除术后的必然现象，多数患者血小板计数升高一般不超过 500×10⁹/L，应当严密监测患者血小板计数的变化，当患者血小板计数超过 500×10⁹/L 时应采取相应的措施。

(2) 影像学检查：大多数血栓形成可无症状发生，借助影像学检查可判断是否发生血栓形成和栓塞。

(3) 患者症状和体征观察：患者因门静脉或肠系膜静脉栓塞引发症状时，往往起病急骤，表现为定位不明确的腹痛或全腹痛、恶心、呕吐等非特异性症状，应结合血小板计数、影像学检查结果综合判断，及时处理。若术后患者出现站立后下肢沉重、胀痛等不适，应警惕下肢深静脉血栓形成的可能，并积极处理。

2) 并发症护理。

(1) 围术期血栓风险评估：动态进行血栓风险评估，应重点关注高危患者。

(2) 加强术后活动：指导并鼓励患者早期床上活动，卧床期间进行肢体主动和被动运动。若病情许可，鼓励患者尽早离床活动。

(3) 避免血栓形成的高危因素：对输液的患者，尽量保护其静脉，避免在同一静脉的同一部位反复穿刺，预防静脉管壁受损。指导患者禁烟，以防烟中尼古丁刺激引起静脉收缩而影响血液循环。进食低脂、高纤维的食物以保持大便通畅，避免因排便困难引起腹内压增高，影响下肢静脉回流，加重静脉血栓的形成。避免在膝下垫上硬枕、橡胶圈过度屈髋，以免影响静脉回流。

（六）保留脾或移植脾坏死

1. 原因。

1）保留脾或移植脾血供差：离断了胃短血管后又结扎了脾动脉导致脾脏血供较差。

2）残脾或移植脾蒂扭转：原位保留性脾手术和脾大部切除术后残脾移入胸腔与肺底固定术后可发生脾蒂扭转，导致保留脾或移植脾坏死。

2. 临床表现：左上腹、左胸部等残脾所在部位持续疼痛，可伴有高热，引流管内引流液增加，引流液中有坏死、溶解的脾组织。超声检查可发现残脾所在部位积液。

3. 防治要点。

1）预防措施：脾外伤或巨脾行脾动脉结扎后应观察脾脏的出血和血供情况，如发现残脾或移植脾血供欠佳，宁可放弃保脾手术或脾移植手术，果断做残脾切除。保留性脾手术或移植脾手术后应放置引流管。

2）治疗措施：一旦明确诊断为残脾或移植脾坏死，应清创，充分引流，反复冲洗，根据药敏试验结果选用有效抗生素，全身支持治疗。

4. 护理要点。

1）并发症预警：保留脾或移植脾坏死可通过患者腹痛部位定位，引流液中有无坏死、溶解脾组织等进行判断。

2）并发症护理：遵医嘱充分引流，保持引流通畅，持续关注引流液的变化。遵医嘱合理使用抗生素预防感染。加强全身支持治疗。残脾或移植脾坏死患者常需持续6~7周抗感染及全身支持治疗，治疗周期长，应对患者和家属做好解释和引导，使其积极配合治疗，促进患者早日康复。

（七）脾切除术后凶险性感染

脾切除术后凶险性感染（overwhelming post splenectomy infection，OPSI）是脾切除术后特有的感染性并发症，可发生于脾切除术后数周至数年，多见于术后2~3年，但患者终身有发病风险。

1. 原因：脾脏是人体重要的免疫器官，脾切除术后患者失去了脾脏的免疫及内分泌功能，导致抗体产生能力锐减，IgM水平明显下降，对特异性抗原的反应减弱，加之脾脏滤过功能缺失，对血液中细菌、颗粒抗原的清除能力降低，因此机体对血行感染的免疫力下降。约50%的脾切除术后凶险性感染由肺炎双球菌引起。

2. 临床表现：隐匿发病，无特定的感染灶，发病急、进展快、病程短，可造成短期（24~48小时）死亡。具体临床表现如下。

1）感染症状：患者可能突然出现畏寒、高热等症状。

2）全身症状：恶心、呕吐、头痛、腹泻、全身乏力等。严重者可表现为烦躁不安、昏迷、休克，可有皮肤出血斑点，弥漫性血管内凝血和酸中毒。

3. 防治要点。

1）预防措施：对于全脾切除术要持慎重态度，特别是对于儿童。在"抢救生命第一，保留脾脏第二"的原则下根据病情采用合理的保脾术式。对于感染可能性较大的全脾切除的儿童，应在术前及术后预防性应用抗生素。合理接种疫苗以预防感染的发生。

2）治疗措施：脾切除术后凶险性感染病情十分危急，一旦发生应当立即诊断并及时处理。早期进行液体复苏、病原学检查。未确定细菌类型时应迅速应用经验性抗生素，如青霉素和头孢菌素。迅速补充血容量，纠正水电解质紊乱和酸碱平衡失调，合理使用血管活性药物，补充足够的营养物质。

4. 护理要点。

1）并发症预警：以预防为主，重点关注行全脾切除术的 5 岁以下儿童，告知患者术后预防感冒，发现患者出现发热、畏寒等早期症状时及时告知医生，遵医嘱抽血进行细菌学检查。患者开始可能有轻度流感样症状，继而骤起高热、头疼、呕吐、恶心、呼吸困难、神志模糊，乃至昏迷、休克，因此一旦有全脾切除史的患者突发感染症状，应当警惕脾切除术后凶险性感染。

2）并发症护理：密切监测患者的生命体征，特别是体温的变化。根据药敏试验结果选择合适的抗生素。提供足够的营养支持，维持水电解质平衡。给患者和家属讲解脾切除术后凶险性感染的知识，提高其对早期症状的认识，以便及时就医。脾切除术后凶险性感染病情进展快，患者往往病情危重，且多发于儿童，给患者及其家庭带来巨大打击。医护人员应关注患者及家属的心理状态，提供心理支持，减少恐慌、焦虑等负面情绪。

参考文献

[1] 陈孝平，张英泽，兰平. 外科学［M］. 10 版. 北京：人民卫生出版社，2024.

[2] 李乐之，路潜. 外科护理学［M］. 7 版. 北京：人民卫生出版社，2021.

[3] 李卡. 普外科护理手册［M］. 北京：科学出版社，2021.

[4] 苗毅. 普通外科手术并发症预防与处理［M］. 北京：科学出版社，2016.

第九章　肛肠疾病手术及并发症的护理

　　小肠是消化系统的重要组成部分，始于胃幽门，止于回盲瓣，全长 3～6m，个体间可有较大差异。根据解剖位置，小肠分为十二指肠、空肠和回肠。大肠包括结直肠，具体由盲肠、升结肠、横结肠、降结肠、乙状结肠和直肠组成。直肠位于盆腔后部，上端在第三骶椎水平与乙状结肠相接，沿骶骨和尾骨前面向下延伸，穿过盆膈后移行为肛管。肛管自齿状线起始，向下延伸至肛门缘，长 1.5～2.0cm。肛管内壁由移行上皮覆盖，外层为角化的复层扁平上皮。肛管周围环绕内括约肌和外括约肌，平时呈环状收缩以封闭肛门。肛管可分为解剖学肛管和外科学肛管。临床上，肛门部疾病主要发生在齿状线上下 1.5～2.0cm 范围内，这一区域总长 3～4cm，故称外科学肛管。

　　小肠疾病不仅会导致肠道形态和功能的改变，还可导致腹膜炎、水电解质紊乱、酸碱平衡失调和营养不良等问题。对于肠梗阻患者，应加强病情观察，纠正由梗阻引起的全身生理紊乱，解除梗阻，预防和处理术后并发症。对于肠瘘患者，需积极纠正水电解质紊乱和酸碱平衡失调，给予营养支持，做好冲洗和引流护理。

　　大肠和肛管疾病包括结肠、直肠和肛管的结构异常、感染和肿瘤等多种类型，患者常出现排便习惯和大便性状的改变，部分患者还可出现贫血、发热、乏力等全身表现。大肠和肛管疾病手术后，患者的肠道功能需逐步恢复。特别是接受肠造口术的患者，排便方式的改变对其生活质量有较大影响。因此，术前应加强心理护理、营养支持和肠道准备，术后需重视肠道功能恢复和造口护理，以促进患者康复。

第一节　急性阑尾炎

一、概述

　　急性阑尾炎（acute appendicitis）是外科领域中的常见疾病，也是常见的急腹症之一。1886 年，Fitz 首次详细描述了该病的病史、临床表现及病理特征，并提出阑尾切除术作为合理的治疗方法。绝大多数患者能够得到早期诊断和恰当治疗，疗效良好。

二、病因与发病机制

　　急性阑尾炎的发生与阑尾自身的解剖结构密切相关。阑尾是一条细长的盲管，腔内含有丰富的微生物，且肠壁内分布着大量淋巴组织，这些特点使其容易受到感染。

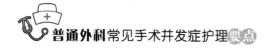

（一）阑尾管腔阻塞

急性阑尾炎最常见的病因是阑尾管腔阻塞。阑尾管腔阻塞的最常见原因是淋巴滤泡明显增生，约占60%。其次肠石也可引起阻塞，肠石由粪便残留物钙化形成，约占35%。其他少见原因包括异物、炎性狭窄、食物残渣、蛔虫、肿瘤等。一旦管腔被阻塞，阑尾黏膜仍会继续分泌黏液，导致腔内压力升高，血运受阻，造成炎症加重。

（二）细菌入侵

阑尾管腔阻塞后，腔内细菌大量繁殖，分泌内毒素和外毒素，损伤黏膜上皮并形成溃疡。细菌穿过受损的黏膜侵入阑尾肌层，由于阑尾壁间质压力升高，妨碍动脉血流，造成阑尾缺血，最终可能导致梗死和坏疽。致病菌主要包括肠道内的革兰阴性杆菌和厌氧菌。

（三）其他因素

阑尾先天性畸形（如过长、过度扭曲、管腔细小或血运不良）以及胃肠道功能障碍也可能诱发急性炎症。其中，胃肠道功能障碍可通过内脏神经反射引起肠管肌肉和血管痉挛，进而导致黏膜受损和细菌入侵。

三、病理分类

（一）急性单纯性阑尾炎

病变多局限于黏膜和黏膜下层，属于轻型阑尾炎或病变早期。阑尾轻度肿胀，浆膜充血，失去正常光泽，表面有少量纤维性渗出物。显微镜下可见阑尾各层水肿，伴有中性粒细胞浸润，黏膜表面出现小溃疡和出血点。

（二）急性化脓性阑尾炎

急性化脓性阑尾炎也被称为急性蜂窝织炎性阑尾炎，多由急性单纯性阑尾炎发展而来。阑尾显著肿胀，浆膜高度充血，表面覆盖脓性渗出物。显微镜下观察到阑尾黏膜溃疡面扩大并深达肌层和浆膜层，各层均可见小脓肿，腔内积脓。此外，阑尾周围的腹腔可能有稀薄脓液，形成局限性腹膜炎。

（三）坏疽性及穿孔性阑尾炎

坏疽性及穿孔性阑尾炎是严重的阑尾炎类型。阑尾动脉是肠系膜上动脉所属回结肠动脉的分支，属无侧支的终末动脉，当病变加重时，阑尾管壁易发生缺血性坏死或部分坏死，外观呈暗紫色或黑色。由于管腔梗阻或积脓，压力升高，进一步加重血运障碍，严重时可能发生穿孔。穿孔多位于阑尾根部或近端的系膜缘对侧。若穿孔未被周围组织包裹，则感染扩散，可能引发急性弥漫性腹膜炎。

（四）阑尾周围脓肿

急性阑尾炎化脓、坏疽或穿孔后，大网膜和邻近的肠管将阑尾包裹形成粘连，出现炎性肿块或形成阑尾周围脓肿。

四、临床表现

（一）症状

1. 腹痛：典型的腹痛始于上腹部，逐渐移向脐部，数小时（6~8 小时）后转移并局限在右下腹。此过程的持续时间取决于病变发展的程度和阑尾位置。70%~80%的患者具有这种典型的转移性腹痛的特征。部分患者发病初期即出现右下腹痛。

不同类型的阑尾炎，其腹痛也有差异：单纯性阑尾炎表现为轻度隐痛；化脓性阑尾炎呈阵发性胀痛和剧痛；坏疽性阑尾炎呈持续性剧烈腹痛；穿孔性阑尾炎因阑尾腔压力骤减，腹痛可暂时减轻，但出现腹膜炎后，腹痛又会持续加剧。

不同位置的阑尾炎，其腹痛部位也有区别，如盲肠后位阑尾炎疼痛在右侧腰部，盆腔位阑尾炎疼痛在耻骨上区，肝下区阑尾炎可引起右上腹痛，极少数左下腹部阑尾炎呈左下腹痛。

2. 胃肠道症状：发病早期患者可能出现厌食，部分患者伴有轻度恶心、呕吐或腹泻。患盆腔位阑尾炎时，炎症刺激直肠和膀胱，可引起排便感或里急后重症状。若并发弥漫性腹膜炎，则可能导致麻痹性肠梗阻，表现为腹胀、排气排便减少。

3. 全身症状：早期乏力，随着炎症加重，可能出现中毒症状，如心率加快、发热（体温可达 38℃左右）。若阑尾穿孔，体温可能进一步升高至 39~40℃。如果并发门静脉炎，还可能出现寒战、高热及轻度黄疸。当阑尾化脓、坏疽或穿孔导致广泛腹腔感染时，可能出现弥漫性腹膜炎，伴随血容量不足及败血症表现，甚至影响其他器官功能。

（二）体征

1. 右下腹压痛：右下腹压痛是急性阑尾炎最常见且重要的体征，可随阑尾位置的变异而改变，但压痛点始终在一个固定的位置上。即使在发病早期腹痛尚未转移至右下腹时，右下腹也可能出现固定压痛。压痛的程度与病变严重程度相关。老年人对压痛的反应可能较轻。当炎症加重时，压痛的范围也随之扩大。当阑尾穿孔时，压痛可波及全腹。但仍以阑尾所在位置的压痛最为明显。通过叩诊或让患者采取左侧卧位进行检查，可以获得更准确的结果。

2. 腹膜刺激征：反跳痛（也称为 Blumberg 征）、腹肌紧张、肠鸣音减弱或消失等，提示阑尾炎已进展至化脓、坏疽或穿孔阶段。但小儿、老年人、孕妇、肥胖者、虚弱者或盲肠后位阑尾炎患者的腹膜刺激征可不明显。

3. 右下腹肿块：若查体发现右下腹饱满，并触及边界不清的压痛性肿块，应考虑阑尾周围脓肿的可能性。

五、外科治疗

（一）手术指征

绝大多数急性阑尾炎一旦确诊，应早期施行阑尾切除术。早期手术指阑尾炎还处于管腔阻塞或仅有充血、水肿时手术切除阑尾，此时手术操作较简易，术后并发症少。如化脓坏疽或穿孔后再手术，不但操作困难，而且术后并发症发生率会明显升高。术前应用抗生素有助于防止术后感染的发生。

（二）常见术式

根据急性阑尾炎的病理类型，选择不同的手术方法，如开腹阑尾切除术、腹腔镜阑尾切除术。一般来说，接受腹腔镜阑尾切除术的患者切口感染较少、疼痛较轻且住院时间较短，但腹腔内脓肿发生率升高，手术时间更长。开腹阑尾切除术的优势在于腹腔内脓肿发生率较低、手术时间较短、短期和远期粘连性肠梗阻发生率较低。因此，疑似阑尾炎患者的手术方式最好由外科医生根据个人经验、医疗机构能力和患者个人因素（例如对诊断的把握度、既往手术史、年龄、性别、体型和疾病严重程度）决定。现临床上绝大多数采用腹腔镜阑尾切除术。

1. 急性单纯性阑尾炎：行阑尾切除术，切口一期缝合。

2. 急性化脓性或坏疽性阑尾炎：行阑尾切除术，若腹腔已有脓液，应冲洗腹腔，吸净脓液后关腹，并行切口一期缝合。

3. 穿孔性阑尾炎：宜采用右下腹经腹直肌切口手术切除阑尾，术中注意保护切口，清除腹腔脓液或冲洗腹腔后，冲洗切口并一期缝合，根据情况放置腹腔引流管，有感染时及时引流。

4. 阑尾周围脓肿：脓肿尚未破溃穿孔时按急性化脓性阑尾炎处理。对已形成阑尾周围脓肿、病情稳定的患者应用抗生素治疗或同时联合中药治疗，以促进脓肿吸收消退，也可在超声引导下置管引流或穿刺抽脓。如脓肿无局限趋势，可行超声检查确定切口部位后行切开引流手术，手术以引流为主，待3个月后再行阑尾切除术。如阑尾显露方便，应切除阑尾。如阑尾根部坏疽、穿孔，应行"U"字缝合关闭阑尾开口的盲肠壁。

六、手术并发症及护理

（一）出血

1. 原因：阑尾切除术后出血通常较为罕见。出血的常见原因是阑尾系膜的结扎线松脱，引起系膜血管出血。此外，在手术过程中，若对阑尾系膜血管处理不当，可能导致术后出血。术中止血不彻底或电凝过度也可能引发出血。患者的凝血功能异常，如存在凝血障碍或正在使用抗凝药物，可能增加术后出血的风险。某些患者可能存在阑尾周围血管的解剖变异，增加了手术中损伤血管的可能性，进而导致术后出血。

2. 临床表现：腹痛、腹胀、便血、黑便、失血性休克等。若出现腹痛，需与其他术后并发症相鉴别。

3. 防治要点。

1）预防措施：术前全面评估患者的凝血功能，必要时纠正异常，确保术中的止血效果。术中精细操作。术中出血的预防关键在于精确的止血措施。在处理阑尾系膜和血管时，应先结扎阑尾系膜再电凝离断，避免直接电凝导致的出血风险，并确保止血彻底。术后保持切口清洁，防止感染，定期更换敷料，观察有无渗血；同时指导患者适度活动，避免过度用力引起腹压增高，减少术后出血风险。

2）治疗措施：一旦发生出血，应立即遵医嘱输血、补液，并做好紧急手术止血的准备。对于术后出血较轻或局部出血的患者，可通过内镜再次操作，如止血探头、气囊压迫等。这些措施可以帮助发现和处理小血管出血，减少患者的创伤和恢复时间。在少数情况下，尤其是出血量较大且内镜止血无效时，可能需要通过外科手术来控制出血。手术时可以采取结扎出血血管或切除相关组织的方法。

4. 护理要点。

1）并发症预警：术后出血的早期识别与管理是护理重点。在腹腔镜阑尾切除术后的护理中，出血的早期识别非常关键。监测患者的生命体征（如血压、心率）和临床症状（如疼痛、腹部肿胀）能帮助及时发现出血的迹象。定期监测患者的血红蛋白浓度，以便及时发现潜在的出血问题。

2）并发症护理：对于因出血导致贫血或低血容量的患者，应及时给予输血和补液治疗。血液制品的使用可以快速改善患者的血流动力学状态，避免因血容量不足而引起并发症。对于有出血高风险的患者（如存在凝血障碍的患者），术前和术后的抗凝治疗、止血药物使用及适当的术后监测对于预防和控制出血至关重要。

（二）感染

1. 原因：阑尾切除术后常见的并发症是手术部位感染，即单纯的切口感染或腹腔内脓肿，多见于化脓性或穿孔性阑尾炎。切口感染与腹腔镜手术时直接接触污染源或脓液残留相关。尤其在化脓性或坏疽性阑尾炎中，阑尾取出过程中直接接触腹壁组织或器械污染可导致感染。腹腔脓肿多由腹腔内感染未清除干净或冲洗不彻底导致，腹腔内炎性渗出液的积聚是术后脓肿形成的重要原因。

2. 临床表现：切口感染表现为切口局部胀痛或跳痛、红肿、压痛，形成脓肿时，局部可出现波动感，严重者可能出现脓性分泌物。出现腹腔脓肿时，患者术后持续发热、腹痛、腹胀，甚至出现排气排便困难。严重者可能出现全身炎症反应综合征，表现为高热、心率增快、血压下降等。

3. 防治要点。

1）预防措施：预防切口感染，取出阑尾时需将其装入标本袋中避免污染。预防腹腔脓肿，腹腔内的脓液需彻底吸净并冲洗。术中彻底清除腹腔脓液，避免污染扩散。正确放置引流管，确保引流通畅，必要时根据情况调整或拔除。根据感染风险评估合理使用抗生素，尤其是高风险患者（如坏疽性或穿孔性阑尾炎患者）。

2）治疗措施：应遵医嘱使用抗生素预防，若出现感染，先试穿抽出伤口脓液，或在波动处拆除缝线敞开引流，排出脓液，定期换药，保持敷料清洁、干燥。

4. 护理要点。

1）并发症预警：密切观察穿刺孔的愈合情况，有无红肿、渗液及疼痛加重的表现。每日监测体温、脉搏、血压及呼吸，及时发现全身性感染的早期信号。定期复查血常规及 C－反应蛋白水平，必要时行血培养以指导抗生素调整。

2）并发症护理：对于轻度穿刺孔感染，可使用生理盐水清洗，外敷抗生素。严重感染者可考虑切开引流并换药。腹腔脓肿的处理：

（1）保守治疗：轻度脓肿可通过抗感染治疗及引流管控制。及时足疗程联合应用抗生素。

（2）穿刺引流：对于较大的脓肿，可在超声或 CT 引导下进行穿刺引流，确保引流通畅。原则上不采用开腹手术引流。

（3）一般情况下可进行营养支持、局部理疗、中药口服等治疗。

（三）粘连性肠梗阻

1. 原因：粘连性肠梗阻是阑尾切除术后的常见并发症，多与局部炎性渗出、手术损伤、切口异物和术后长期卧床等因素有关。腹腔内感染性炎症反应和术中创伤是导致肠粘连和梗阻的主要原因。化脓性和坏疽性阑尾炎患者术后腹腔内纤维分泌物较多，容易引发肠粘连。手术操作时未轻柔分离脓腔与周围组织，或者损伤肠管浆膜，会增加粘连风险。术中彻底冲洗腹腔，可以减少术后粘连的发生风险。

2. 临床表现：参见本章第二节"肠梗阻"的相关内容。

3. 防治要点。

1）预防措施：手术过程中应轻柔分离粘连组织，避免损伤肠管浆膜。术后及时使用抗生素控制炎症，防止术后感染引起的粘连。对于有脓液残留风险的患者，术中正确放置引流管，确保引流通畅。术后应鼓励患者早期下床活动。

2）治疗措施：对于不完全性肠梗阻者，行胃肠减压；对于完全性肠梗阻者，应协助医生进行术前准备。

4. 护理要点。

1）并发症预警：密切观察术后患者的腹部症状，包括腹胀、腹痛、恶心、呕吐、停止排气排便等。定期测量体温、脉搏、血压等指标，及时识别炎症或感染性休克的征兆。需进行实验室指标（如血白细胞、C－反应蛋白）检查以评估炎症。

2）并发症护理：

（1）胃肠减压：对于轻中度肠梗阻患者，采用禁食并安置胃管进行胃肠减压以缓解梗阻。

（2）营养支持：根据患者情况进行肠外营养或肠内营养支持，避免进一步的营养不良和肠管张力增加。针对脱水或电解质紊乱的患者，提供充分的液体和电解质，维持血液循环和代谢平衡，预防低血容量性休克。

（3）炎症控制：针对术后炎症和感染风险，合理选择抗生素，控制腹腔炎症扩散。

（4）早期活动：在病情允许的情况下，鼓励患者早期下床活动，有助于促进肠蠕动功能恢复，减少粘连形成。

七、治疗预后评价

急性阑尾炎的手术治疗在临床上具有良好的预后。研究表明，术后并发症发生率较低，可能出现术后出血、伤口感染、腹腔脓肿和粘连性肠梗阻等，患者术后恢复较快，平均住院时间为 1~3 天，多数患者在术后 7~10 天内可恢复正常生活和工作。此外，术后疼痛显著减轻，镇痛药物需求减少。对于复杂性阑尾炎（如穿孔性或坏疽性阑尾炎），尽管术后腹腔脓肿发生风险略高，但通过规范术中操作和术后管理，患者的长期预后依然良好。因此，急性阑尾炎手术治疗被认为是一种安全、高效且经济的治疗方式。

第二节　肠梗阻

一、概述

肠梗阻（intestinal obstruction）是指任何原因导致的肠内容物通过障碍，是外科常见的急腹症之一。该病不仅会引起肠管形态和功能的改变，还会引发一系列全身性病理生理变化，严重时可危及生命。肠梗阻可分为小肠梗阻和大肠梗阻两大类。机械性肠梗阻最为常见。在机械性肠梗阻患者中，大约 80% 存在小肠受累，肠梗阻患者在急诊科就诊患者中占 2%~4%，在住院患者中约占 15%，在因腹痛行急诊外科手术的患者中约占 20%。有 20%~30% 的小肠梗阻患者接受手术干预。有 7%~42% 的肠梗阻会并发肠缺血，肠缺血显著增加了肠梗阻相关死亡率。小肠梗阻更常见，大肠梗阻占全部肠梗阻的 25% 左右。

二、病因与发病机制

肠梗阻的病因与发病机制主要分为局部变化和全身变化两方面。

（一）局部变化

单纯性机械性肠梗阻早期，梗阻以上肠管肠蠕动增加，以克服肠内容物通过障碍。肠腔内因液体和气体的积贮而膨胀。梗阻部位越低、持续时间越长，肠腔内的积气和积液引起的肠膨胀就越明显。随着肠腔内压力不断升高，肠壁静脉回流受阻，毛细血管和淋巴管淤滞，导致肠壁充血、水肿、增厚，呈现暗红色。组织缺氧使毛细血管通透性增加，肠壁出现出血点，并伴有血性渗出液进入肠腔或腹腔。若血运障碍进一步加重，动脉血流受阻，可能出现血栓形成，最终导致肠壁失去活力，颜色变为紫黑色。随着肠壁变薄、缺血和通透性增加，腹腔内可能出现带有粪臭味的渗出液，进而引发腹膜炎。最终，肠管可能发生缺血性坏死并穿孔。

（二）全身变化

1. 水电解质紊乱和酸碱平衡失调：肠梗阻会导致短时间内大量体液丢失，引起严重的水电解质紊乱和酸碱平衡失调。高位肠梗阻患者因频繁呕吐、无法进食，容易发生脱水，并因酸性胃液和氯离子丢失导致代谢性碱中毒。低位肠梗阻患者呕吐发生较晚，体液丢失主要是由于肠管丧失吸收功能，无法正常吸收胃肠道分泌的液体，丢失的体液多为碱性或中性，钠离子、钾离子丢失量大于氯离子。此外，毛细血管通透性增加使血浆渗出至肠腔和腹腔（第三间隙），组织灌注不足导致酸性代谢产物堆积，尿量减少，易引发代谢性酸中毒。大量钾离子丢失还可能导致肠壁肌张力减退，加重肠腔膨胀，同时引发肌无力和心律失常。

2. 感染和中毒：在低位肠梗阻中，梗阻以上肠腔内的细菌数量显著增加，细菌繁殖产生大量毒素。由于肠壁血运障碍，通透性增加，细菌和毒素可通过肠壁进入腹腔，引发腹腔内感染，并经腹膜吸收导致全身性感染。

3. 休克及多器官功能障碍：大量体液丢失、血液浓缩、水电解质紊乱、酸碱平衡失调以及细菌繁殖和毒素释放等因素，均可导致严重休克。当肠坏死、穿孔并引发腹膜炎时，全身中毒症状尤为严重，可能发展为低血容量性休克或中毒性休克。此外，肠腔内大量积气和积液导致腹内压增高，膈肌上抬影响肺部通气和换气功能。腹内压增高还可阻碍下腔静脉回流，进一步引发呼吸和循环功能障碍，最终可能导致多器官功能障碍甚至衰竭。

三、病理分类

（一）按肠梗阻发生的基本原因分类

1. 机械性肠梗阻：这是最常见的类型，由各种因素导致肠腔狭窄或肠内容物通过障碍。主要原因：①肠腔内堵塞，如结石、粪块、寄生虫、异物等；②肠管外受压，如肠扭转、腹腔内肿瘤压迫、粘连引起肠管扭曲、嵌顿疝等；③肠壁病变，如肿瘤、肠套叠、先天性肠道闭锁等。

2. 动力性肠梗阻：神经反射或毒素刺激引起肠壁肌肉功能紊乱，使肠蠕动消失或肠管痉挛，以致肠内容物无法正常通行，而本身无器质性肠腔狭窄。动力性肠梗阻可分为麻痹性肠梗阻（paralytic ileus）和痉挛性肠梗阻（spastic ileus）两类。前者常见于急性弥漫性腹膜炎、低钾血症、细菌感染及某些腹部手术后等；后者较少见，可继发于尿毒症、慢性铅中毒和肠功能紊乱等。

3. 血运性肠梗阻：肠系膜血栓形成、栓塞或血管受压等造成肠管血运障碍，丧失蠕动能力，使肠内容物停止运行。这种类型可纳入动力性肠梗阻范畴，但由于其迅速继发肠坏死，在处理上与其他类型有显著区别。随着人口老龄化和动脉硬化等疾病增多，其发生率有所增加。

（二）按肠壁血运有无障碍分类

1. 单纯性肠梗阻：仅有肠内容物通过受阻，无肠管血运障碍。
2. 绞窄性肠梗阻：肠系膜血管或肠壁小血管受压、栓塞或血栓形成，造成相应肠段血运障碍，可引起肠坏死和穿孔。

（三）按梗阻部位分类

按梗阻部位，肠梗阻可分为高位（空肠）梗阻、低位（回肠）梗阻和结肠梗阻。结肠梗阻因回盲瓣的作用，肠内容物只能从小肠进入结肠而不能反流，因此又称为"闭袢性梗阻"。只要肠袢两端完全阻塞（如肠扭转），即可归为此类。

（四）按梗阻程度和病程发展速度分类

根据梗阻程度肠梗阻可分为完全性肠梗阻和不完全性肠梗阻，根据病程发展速度又分为急性肠梗阻和慢性肠梗阻。慢性不完全性肠梗阻是单纯性肠梗阻，急性完全性肠梗阻多为绞窄性肠梗阻。

四、临床表现

尽管不同原因引起的肠梗阻临床表现各异，但共同特征均为肠内容物无法顺利通过肠腔。

（一）症状

1. 腹痛：机械性肠梗阻发生时，梗阻部位以上的肠管强烈蠕动以克服障碍，引发阵发性绞痛性质的腹痛。随后，由于肠管肌肉过度疲劳，腹痛会暂时缓解。伴随肠腔积气、积液，可听到高亢的肠鸣音，甚至呈气过水声或金属音。患者常感到气体在肠内移动并受阻于某一部位，有时可见肠型或肠蠕动波。若腹痛间歇期逐渐缩短并演变为剧烈的持续性腹痛，则需警惕绞窄性肠梗阻。相比之下，麻痹性肠梗阻无阵发性腹痛，仅表现为持续性胀痛或不适，听诊时肠鸣音减弱或消失。
2. 呕吐：高位梗阻患者的呕吐出现较早且频繁，呕吐物多为胃及十二指肠内容物。低位小肠梗阻患者的呕吐出现较晚，初期为胃内容物，后期则为肠内发酵腐败后的粪样内容物。若呕吐物呈棕褐色或血性，提示可能存在肠管血运障碍。麻痹性肠梗阻的呕吐多为溢出性。
3. 腹胀：腹胀的程度与梗阻部位密切相关。高位梗阻腹胀不明显，但有时可见胃型。低位梗阻和麻痹性肠梗阻腹胀显著且遍及全腹。在腹壁较薄的患者中，可观察到肠管膨胀形成的肠型。结肠梗阻发生时，如果回盲瓣关闭良好，梗阻以上肠袢可能形成闭袢，导致腹部显著膨胀。腹部隆起不对称是肠扭转等闭袢性肠梗阻的特点。
4. 排气排便停止：完全性肠梗阻发生后，肠内容物无法通过梗阻部位，梗阻以下的肠管处于空虚状态，临床上表现为停止排气排便。但在梗阻初期，尤其是高位梗阻时，梗阻部位以下残留的气体和粪便仍可能排出，不应误判为非肠梗阻或不完全性肠梗阻。某些绞窄性肠梗阻（如肠套叠、肠系膜血管栓塞或血栓形成）可能导致血性黏液样粪便排出。

（二）体征

单纯性肠梗阻早期患者全身情况通常无明显变化。晚期因呕吐、脱水及电解质紊乱可出现唇干舌燥、眼窝内陷、皮肤弹性减退、脉搏细弱等。绞窄性肠梗阻患者可出现全身中毒症状及休克。

腹部检查主要包括：①视诊，机械性肠梗阻常可见肠型和肠蠕动波，肠扭转发生时腹胀多不对称，麻痹性肠梗阻时则腹胀均匀；②触诊，单纯性肠梗阻患者因肠管膨胀，可有轻度压痛，但无腹膜刺激征，绞窄性肠梗阻患者可出现固定压痛和腹膜刺激征，压痛处肿块可能为绞窄的肠袢；③叩诊，绞窄性肠梗阻患者腹腔有渗液，移动性浊音可呈阳性；④听诊：机械性肠梗阻表现为肠鸣音亢进，伴气过水声或金属音，麻痹性肠梗阻表现为肠鸣音减弱或消失。

五、外科治疗

（一）特色治疗

肠梗阻初始治疗的目的是缓解不适、解除肠梗阻、恢复正常的体液容量、恢复水电解质平衡和酸碱平衡。常见的处理措施：①胃肠减压，这是治疗肠梗阻的主要措施之一，目的是减少胃肠道积留的气体、液体，减轻腹内压，对低位梗阻，可应用较长的小肠减压管；②纠正水电解质紊乱和酸碱平衡失调，这是肠梗阻最突出的生理紊乱，应及早纠正；③防治感染，尤其是预防腹腔感染与肺部感染；④其他措施还有吸氧，或给予生长抑素以减少胃肠液的分泌量。这些非手术的特色治疗适用于单纯性粘连性肠梗阻、麻痹性或痉挛性肠梗阻、蛔虫或粪块堵塞引起的肠梗阻、肠结核等炎症引起的不完全性肠梗阻等。

（二）手术指征

手术指征包括疑有肠损伤（穿孔、坏死或缺血），或治疗可手术矫正的小肠梗阻病因（粘连除外），如嵌顿性疝。手术是治疗肠梗阻的一个重要措施。手术目的是解除梗阻、去除病因。手术方式可根据患者的全身情况与梗阻的病因、性质、部位等选择。

（三）常见术式

1. 单纯解除梗阻的手术：粘连松解术，肠切开取出肠石、蛔虫等，肠套叠或肠扭转复位术等。

2. 肠切除肠吻合术：对于肠肿瘤、炎症性狭窄，或局部肠袢已经失活坏死应行肠切除肠吻合术。对于绞窄性肠梗阻，应争取在肠坏死前解除梗阻，恢复肠管血液循环。有下列表现则表明肠管已无生机：①肠壁已呈紫黑色并已塌陷；②肠壁已失去张力和蠕动能力，对刺激无收缩反应；③相应的肠系膜终末小动脉无搏动。手术中对肠袢生机的判断常有困难，当小段肠袢不能肯定有无血运障碍时，以切除为安全。但当有较长段肠袢尤其是全小肠扭转时，贸然切除将影响患者将来的生存。可在纠正血容量不足与缺氧的同时，用生理盐水纱布热敷，或在肠系膜血管根部注射1%普鲁卡因或酚妥拉明以缓解血管痉挛，观察15~30分钟后，如仍不能判断有无生机，可将肠管回纳腹腔后暂时关腹，严密观察，24小时内再次进腹探查，最后确认无生机后方可考虑切除。

3. 肠短路吻合术：若梗阻的部位切除有困难，为解除梗阻，可分离梗阻部远、近端肠管行短路吻合，旷置梗阻部。但应注意旷置的肠管尤其是梗阻部的近端肠管不宜过长，以免引起盲袢综合征。

4. 肠造口或肠外置术：若肠梗阻部位的病变复杂或患者情况很差，不允许行复杂的手术，可用这类术式解除梗阻，即在梗阻近端肠管行肠造口术以减压，解除肠管高度膨胀带来的生理紊乱。肠造口或肠外置术主要适用于低位梗阻，如急性结肠梗阻。如已有肠坏死或肠肿瘤，可切除坏死或肿瘤肠段，将两断端外置行造口术，以后再行二期手术重建肠道的连续性。

六、手术并发症及护理

（一）肠粘连

1. 原因：广泛性肠粘连未能分离完全，或术后胃肠道处于暂时麻痹状态，加上腹腔炎症，引起肠粘连。

2. 临床表现：大多数粘连无临床症状。在有症状的粘连患者中，超过75%有既往手术史，其余患者有腹腔内或盆腔炎症病史。粘连如有症状，通常程度轻重不一，可表现为慢性疼痛与粘连性肠梗阻的症状，即反复发作的阵发性腹痛、腹胀、恶心、呕吐、排气排便异常，甚至出现全身症状。

3. 防治要点。

1) 预防措施：手术时减少组织损伤，减轻组织炎症反应，预防腹腔内粘连。腹腔内粘连不可避免，但有一些措施可减少粘连：①清除手套上的淀粉、滑石粉，不遗留线头、棉花纤维等异物于腹腔内，减少肉芽组织的产生。②减少缺血的组织，不做大块组织结扎。③注意无菌操作，减少炎性渗出。④保护肠浆膜面，防止损伤与干燥。⑤冲洗清除腹腔内积血、积液，必要时放置引流。⑥及时治疗腹腔内炎性病变，防止炎症扩散。⑦术后早期活动和促进肠蠕动及早恢复，均有利于减少粘连的形成。

2) 治疗措施：虽然大多数的患者在开腹手术后会形成腹内粘连，但只有少数患者需行手术治疗粘连。反复发作者可根据病情行手术治疗。手术方法应按粘连的具体情况而定：粘连带和小片粘连可施行简单的切断和粘连松解；如一组肠袢紧密粘连成团难以分离，可切除此段肠袢行一期吻合；在特殊情况下，可将梗阻近、远端肠侧侧吻合行短路手术；为了防止手术治疗后发生肠梗阻，特别是腹腔内广泛粘连分离后，可采取肠排列的方法，使肠袢有序地排列粘着，而不致粘连性肠梗阻复发。

4. 护理要点。

1) 并发症预警：术后鼓励患者早期适度活动，以促进机体和胃肠道功能的恢复，防止肠粘连的发生，可在医护人员指导下进行腹部按摩或使用药物（如促胃肠动力药）帮助促进肠道蠕动。护理中需密切监测腹部症状，如腹部阵发性腹痛、腹胀和呕吐等肠梗阻征兆。一旦出现相关症状，应立即采取禁食、胃肠减压等措施，同时纠正水电解质紊乱及酸碱平衡失调，预防和控制感染，大多数情况下粘连症状可缓解。

2）并发症护理：术后暂禁食，禁食期间给予静脉补液。术后早期经口进食，开始可进少量流质；进食后若无不适，逐步过渡至半流质，以减少肠道刺激。已确诊肠粘连者需个性化护理，适时外科干预解除粘连。针对反复性腹痛患者，可根据医嘱使用镇痛药物，同时通过热敷等非药物疗法缓解不适。但避免因过度使用镇痛药物掩盖病情发展迹象。

（二）腹腔内感染与肠瘘

1. 原因：

1）术中或术后感染未能得到有效控制，可能导致腹腔感染扩散，形成脓肿或腹膜炎，这是肠瘘的重要诱因之一。

2）手术操作中的技术失误，如肠壁损伤、缝合不良或肠道去浆膜化，增加肠道破裂和瘘口形成的风险。

3）术后肠道内压力异常升高（如术后梗阻未完全解除），可能导致肠壁破裂并诱发瘘口形成或感染加重。

4）预存病理因素：腹腔内已有的感染灶、脓肿或肠壁病变（如克罗恩病等），使患者更容易在术后发展为腹腔感染或肠瘘。

5）术中若有纱布或止血材料等遗留，可能导致异物反应和继发性感染，进一步诱发瘘口形成或腹腔感染。

6）术后患者常因营养不良或免疫力低下影响伤口愈合，增加感染和肠瘘的发生风险。

2. 临床表现：监测生命体征变化及切口情况，若术后3～5天出现体温升高、切口红肿及剧痛，应怀疑切口感染；若出现局部或弥漫性腹膜炎表现，腹腔引流管周围流出液体带粪臭味，应警惕腹腔内感染及肠瘘的可能。

3. 防治要点。

1）预防措施：肠梗阻术后腹腔内感染与肠瘘的预防需贯穿术前、术中和术后全过程。术前应优化患者状态，包括纠正水电解质紊乱及酸碱平衡失调，改善全身营养状况，提升免疫力，同时使用适当抗生素预防感染。术中需严格控制手术操作质量，避免肠道机械性损伤，确保吻合口牢固，彻底清理手术区域以防异物残留，并根据需要放置引流管排出术后渗液。术后应密切监测患者生命体征和腹部情况，及时发现感染或肠瘘的早期迹象，合理使用抗生素控制感染，同时提供充分的营养支持，优先肠外营养，逐步过渡至肠内营养，维持肠道屏障功能，促进愈合与恢复。术后如患者有引流管，应妥善固定并保持通畅，观察并记录引流液的颜色、性状和量。更换引流管时注意无菌操作。

2）治疗措施：遵医嘱进行积极的全身营养支持和抗感染治疗，腹腔双套管引流。

引流不畅或感染不能局限者需再次手术处理。

4. 护理要点：

1) 并发症预警。

（1）密切观察术后是否有持续高热、血常规异常、腹痛、腹胀、恶心、呕吐、腹部压痛和腹肌紧张等症状，若有以上症状，应及时对患者实施腹腔引流操作，遵医嘱使用抗生素；对于单纯改善引流方法无法控制感染源的患者行开腹引流；对于合并有腹腔高压的腹腔感染患者应积极行腹腔开放治疗。

（2）在术后恢复过程中，应密切监测患者的生命体征、腹部情况及引流液的性状，及时发现肠瘘的症状，如消化道出血、腹痛、瘘口分泌物等，采取相应的治疗措施。

2) 并发症护理。

（1）引流管护理：肠瘘术后留置的引流管较多，包括腹腔负压引流管、胃肠减压管和尿管等。应妥善固定并标识，保持各管道引流通畅，严格无菌技术操作，观察并记录各引流液的颜色、性状和量，根据引流情况及时调整引流管负压大小。

（2）腹腔双套管引流的护理：瘘管内放置双套管行腹腔灌洗并持续负压吸引，以充分稀释肠液，保持引流通畅，减少肠液溢出。双套管引流护理应注意：①及时调节负压，一般情况下负压以 75～150mmHg 为宜；②保持引流通畅，若出现管腔堵塞，可沿顺时针方向缓慢旋转松动外套管，若无效，应通知医生更换引流管；③观察并记录引流液的颜色、性状、量，并据此调节灌洗液的量、温度及速度。一般每天灌洗量为2000～4000mL，速度为 40～60 滴/分钟，温度在 30～40℃。灌洗过程中应观察患者有无畏寒、心慌气急、面色苍白等不良反应，一旦出现应立即停止灌洗，对症处理。

（3）腹腔开放创面护理：开放创面尽量保持湿润，防止肠管干燥。对真空负压密闭引流需检查连接管有无漏气、接头有无血凝块堵塞、创面封闭等情况。开放创面上方用支撑架，以免棉被压迫创面，也便于引流和观察创面。

（4）其他：①当患者出现腹腔感染与肠瘘时，需及时调整护理工作，综合考虑感染控制、营养支持、并发症防治以及恢复期的管理；②采取积极的措施清除病灶，并修补瘘口，对于漏出量较少的患者，护理重点是控制感染、保持引流通畅，并根据具体情况调整抗生素使用和进行引流管理；③液体与电解质管理至关重要，需要确保水电解质平衡，及时纠正酸碱平衡失调；④恢复期的营养支持也是至关重要的，根据患者的耐受性，逐步过渡到肠内营养，以促进肠道功能的恢复，增强身体的免疫力和愈合能力，营养干预还应确保提供足够的能量和蛋白质，以支持瘘口愈合并避免营养不良。

七、治疗预后评价

传统外科教学观点是手术干预会进一步形成粘连，因此人们一般期望通过非手术治疗成功解除肠梗阻。但研究发现手术干预后复发风险显著降低，接受手术干预的患者生存率更高，住院时长缩短。但远期并发症同样常见，尤其是术后慢性疼痛以及疼痛相关功能障碍。

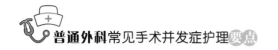

第三节 结直肠肿瘤

一、概述

结直肠肿瘤是结肠癌（carcinoma of colon）及直肠癌（carcinoma of rectum）的统称，属于最常见的消化道恶性肿瘤之一。根据 2018 年中国癌症统计报告，结直肠肿瘤在我国恶性肿瘤中的发病率和死亡率分别位列第 3 位和第 5 位，年新发病例约 37.6 万例，死亡病例达 19.1 万例。其流行病学特征如下：①在全球范围内，结肠癌的发病率呈显著上升趋势，而直肠癌的发病率相对稳定；②结直肠肿瘤的发病率在不同地区存在差异，发达国家的发病率较高，且城市居民的发病率普遍高于农村居民；③随着年龄的增长，结直肠肿瘤的发病率逐步升高，尤其在 60 岁以后，其发病率和死亡率显著增加，男性略高于女性；④结肠癌根治性切除术后，患者的 5 年生存率一般为 60%～80%，而直肠癌则为 50%～70%。此外，在我国，直肠癌的发病率略高于结肠癌，中低位直肠癌占直肠癌的比例较高。

二、病因及发病机制

尽管结直肠肿瘤的具体病因尚未完全明确，但研究表明其发生发展是由遗传、环境和生活方式等多种因素共同作用的结果。

（一）遗传因素

遗传易感性在结直肠肿瘤的发病中具有重要地位，约占结直肠肿瘤总体发病率的 6%。林奇综合征（Lynch syndrome，LS）、家族性腺瘤性息肉病（familial adenomatous polyposis，FAP）、遗传性非息肉病性结直肠肿瘤的突变基因携带者以及散发性结直肠肿瘤患者家族成员的患病风险较普通人群更高。

（二）癌前病变

某些疾病已被证实与结直肠肿瘤的发生密切相关，如家族性肠息肉病已被公认为癌前病变，此外还有大肠腺瘤、溃疡性结肠炎及血吸虫性肉芽肿等高危因素。

（三）不良的生活方式

不良的生活方式可能增加结直肠肿瘤的发病风险，具体包括大量摄入高脂肪、低纤维食物，红肉和加工肉类，腌制和煎炸食品。此外，糖尿病、肥胖、吸烟和大量饮酒者直肠癌的发病风险显著增高。

三、病理分类

（一）大体分型

1. 溃疡型：最常见，占比超过 50%，形成深达或贯穿肌层的溃疡，形状多为圆形或卵圆形，中心凹陷，边缘凸起，向肠壁深层生长并伴有周围浸润。此型分化程度较低，早期即可有溃疡与出血，转移较早。

2. 隆起型：肿瘤的主体向肠腔内突出，肿块增大时表面可产生溃疡，但向周围浸润少，预后相对较好。

3. 浸润型：肿瘤沿肠壁各层弥漫浸润，导致局部肠壁增厚、肠腔狭窄，但表面常无明显溃疡或隆起。此型分化程度低，转移早而预后较差。

（二）组织学分型

组织学分型：①腺癌，非特殊型；②腺癌，特殊型，包括黏液腺癌、印戒细胞癌、锯齿状腺癌、微乳头状癌、髓样癌、筛状粉刺型腺癌；③腺鳞癌；鳞状细胞癌；④梭形细胞癌或肉瘤样癌；⑤未分化癌；⑥其他特殊类型；⑦不能确定类型癌。结直肠肿瘤在一个肿瘤中可出现 2 种或 2 种以上的组织类型，且分化程度并非完全一致。

（三）按肿瘤与肛缘的距离分类

直肠癌按肿瘤与肛缘的距离分为：①低位直肠癌（距肛缘 5cm 内）；②中位直肠癌（距肛缘 5～10cm）；③高位直肠癌（距肛缘 10cm 以上）。其中低位直肠癌在直肠癌中占据的比例较高，占总病例的 $60\%\sim70\%$。

（四）临床分期

目前临床上广泛使用的是结直肠肿瘤第 8 版 TNM 分期法（具体参见第三章第三节"乳腺癌"的相关内容）。结直肠肿瘤的 TNM 分期基本能够客观反映其预后。

（五）扩散和转移方式

1. 直接浸润：癌细胞可向肠壁深层、环状及纵轴 3 个方向浸润扩散。直接浸润可穿透浆膜层侵蚀邻近器官，如膀胱、子宫、肾等；下段直肠癌由于缺乏浆膜层的屏障作用，易向四周浸润，侵犯输尿管、前列腺等。

2. 淋巴转移：结直肠肿瘤最常见的转移途径。

1）结肠癌淋巴转移：沿结肠壁淋巴结、结肠旁淋巴结、肠系膜血管周围和肠系膜血管根部淋巴结顺次转移，晚期患者可出现左锁骨上淋巴结转移。

2）直肠癌淋巴转移：①向上沿直肠上动脉、肠系膜下动脉及腹主动脉周围的淋巴结转移；②向侧方经直肠下动脉旁淋巴结引流到盆腔侧壁的髂内淋巴结；③向下沿肛管动脉、阴部内动脉旁淋巴结到达髂内淋巴结，也可注入腹股沟浅淋巴结。

3. 血行转移：癌肿向深层浸润后，常侵入肠系膜血管，沿门静脉系统转移至肝，也可向远处转移至肺、脑或骨骼等。

4. 种植转移：结肠癌穿透肠壁后，脱落的癌细胞可种植于腹膜或其他器官表面。最常见为大网膜结节和肿瘤周围壁腹膜的散在沙粒状结节，亦可融合成团。在卵巢种植生长的继发性肿瘤，称 Krukenberg 肿瘤。发生广泛腹膜种植转移时，患者可出现血性腹水，并可在腹水中找到癌细胞。直肠癌患者较少发生种植转移。

四、临床表现

（一）结肠癌

1. 症状：结肠癌在早期通常缺乏特异性表现，容易被忽视。随着病情进展，可能出现以下主要症状。

1）排便习惯和粪便性状改变：常为最早出现的症状，表现为排便次数增加，腹泻或便秘交替出现，以及排出带血性、脓性或黏液的粪便。

2）腹痛或腹部不适：常见的早期症状，疼痛部位常不明确，多为持续性隐痛或仅表现为腹部胀满感或不适感。当癌肿并发感染或肠梗阻时，腹痛可能加重，甚至出现阵发性绞痛。

3）腹部肿块：肿块可能是癌肿本身，也可能是由于梗阻导致近端肠腔内积粪形成。位于横结肠或乙状结肠的肿块通常具有一定的活动度。如果癌肿穿透肠壁并发感染，则肿块可能固定并伴有压痛。

4）肠梗阻：多见于中晚期患者，一般呈慢性、低位、不完全性肠梗阻，表现为便秘、腹胀，伴或不伴腹部胀痛及阵发性绞痛，进食后症状加重。当发生完全性梗阻时，症状明显加剧，部分患者可出现呕吐，呕吐物含粪渣。左侧结肠癌患者有时以急性完全性肠梗阻为首发症状。

5）全身症状：长期慢性失血、癌肿破溃、感染以及毒素吸收等可导致贫血、消瘦、乏力、低热等全身症状。晚期患者可出现肝大、黄疸、水肿、腹水及恶病质等。

2. 体征：

1）右半结肠的肠腔较大，癌肿多呈隆起型，突出于肠腔内，患者往往腹泻、便秘交替出现，肠腔易坏死、出血及感染。因此，患者常表现为腹痛、腹部肿块和全身症状，而肠梗阻症状相对不明显。

2）左半结肠的肠腔较窄，癌肿多呈浸润型生长，导致环状狭窄，且粪便在此段已成形，因此容易引起肠腔狭窄和梗阻。患者主要表现为梗阻症状、排便习惯与粪便性状改变等。若肿瘤破溃，可有血便或黏液便。

（二）直肠癌

1. 症状：直肠癌在早期通常无明显症状，当癌肿影响排便或破溃出血形成溃疡或感染时才出现显著症状。

1）直肠刺激症状：癌肿刺激直肠可引起频繁的便意，导致排便习惯改变。患者常感到肛门下坠、里急后重及排便不尽感。晚期可能出现下腹痛。

2）癌肿破溃出血症状：黏液血便是直肠癌最常见的症状，80％～90％的患者会出现便血。癌肿破溃后，粪便表面可能带血液和（或）黏液，多附于粪便表面。严重感染时可出现脓血便。

3）肠腔狭窄症状：随着癌肿增大和（或）累及肠管，可引起肠腔缩窄。初始粪便变形、变细，随后可有腹痛、腹胀、排便困难及肠鸣音亢进等不完全性肠梗阻症状。

4）转移症状：当癌肿穿透肠壁，侵犯邻近器官时，可能出现相应的症状。例如，侵犯前列腺、膀胱时可出现尿道刺激征、血尿、排尿困难等，侵犯骶前神经则出现骶尾部、会阴部剧烈持续性疼痛、坠胀感。对于女性患者，癌肿可能侵及阴道后壁，导致白带增多，甚至穿透阴道后壁形成直肠阴道瘘，表现为粪便及血性分泌物从阴道排出。若发生远处器官转移，可出现相应器官的功能障碍，如肝转移时可能出现腹水、肝大、黄疸、消瘦及水肿等。

2. 体征：

1）直肠指诊触及肿物：60％～70％的低位直肠癌可通过直肠指诊触及肿物。因此，对于有直肠刺激症状、便血或大便变细的患者，直肠指诊是最重要且简便的诊断手段之一。

2）腹股沟淋巴结肿大：由于齿状线上下的淋巴引流特点不同，直肠癌较少转移到腹股沟淋巴结。腹股沟淋巴结肿大多见于累及齿状线以下的直肠癌，提示肿瘤可能含有鳞状细胞癌成分。

3）并发症或晚期体征：肠梗阻可表现为腹部膨隆、肠鸣音亢进，肝转移可表现为肝大、黄疸、转移性浊音，晚期患者可出现明显的营养不良或恶病质状态。

五、外科治疗

（一）特色治疗

1. 化疗：术前辅助化疗有助于缩小原发灶，使肿瘤降期，提高手术切除率及降低术后复发率；术后化疗可杀灭残余肿瘤细胞。给药途径有静脉给药、区域动脉灌注、温热灌注及腹腔置管灌注给药等，以静脉给药为主。Ⅲ、Ⅳ期的结直肠肿瘤患者可用术前新辅助化疗和术后辅助化疗；而对中低位、中晚期直肠癌患者建议术前应用新辅助放化疗，Ⅰ期的结直肠肿瘤患者不建议使用。

2. 放疗：术前放疗适用于距肛门<12cm的直肠癌，可缩小癌肿体积、降低癌细胞活力，提高手术切除率，降低术后复发率；术后放疗适用于晚期癌肿、T_3直肠癌且术前未经放疗和术后局部复发者。

3. 其他治疗：结直肠肿瘤患者还可以配合服用中药制剂。对低位直肠癌致肠腔狭窄且不能手术者，可用电灼、液氮冷冻和激光凝固烧灼等局部治疗或放置金属支架扩张肠腔，以改善症状。靶向治疗目前已在临床使用。基因治疗和免疫治疗等尚处于开发、研究阶段。

（二）处理原则

手术切除是结直肠肿瘤的主要治疗方法，同时配合化疗、放疗等综合治疗可在一定程度上提高疗效。目前临床上已开展新辅助治疗，目的在于提高手术切除率和保肛率，延长患者无瘤生存期，但需掌握适应证。

（三）常见术式

1. 结肠癌根治性手术：要求整块切除肿瘤及其远、近两端10cm以上的肠管，包括系膜和区域淋巴结。常用术式如下。

1）右半结肠切除术：适用于盲肠、升结肠、结肠肝曲的癌肿。切除范围包括右半横结肠、升结肠、盲肠、末段回肠及其相应系膜、胃第6组淋巴结，回肠与横结肠端端或端侧吻合。

2）横结肠切除术：适用于横结肠癌。切除包括肝曲或脾曲的整个横结肠、大网膜及其相应系膜及胃第6组淋巴结，行升结肠和降结肠端端吻合。

3）左半结肠切除术：适用于结肠脾曲癌和降结肠癌。切除范围包括横结肠左半以远及部分或全部乙状结肠，然后做结肠间或结肠与直肠端端吻合。

4）乙状结肠切除术：适用于乙状结肠癌。

2. 直肠癌根治性手术：切除范围包括癌肿、两端足够的肠段、受累器官的全部或部分、周围可能被浸润的组织及全直肠系膜。根据癌肿的部位、大小、活动度、细胞分化程度及术前控便能力等选择手术方式。

1）局部切除术：适用于早期瘤体小、T_1、分化程度高的直肠癌。手术方式主要有经肛局部切除术和骶后入路局部切除术。

2）腹会阴联合直肠癌根治术（abdomino-perineal resection，APR）：即Miles手术，适用于腹膜反折以下的直肠癌。会阴部需切除部分提肛肌、坐骨肛门窝内脂肪、肛管及肛门周围3~5cm的皮肤、皮下组织及全部肛管括约肌，于左下腹行永久性乙状结肠单腔造口。

3）直肠低位前切除术（low anterior resection，LAR）：或称经腹直肠癌切除术，即Dixon手术，是目前应用最多的直肠癌根治术。要求肿瘤远端距切缘至少2cm，低位直肠癌肿瘤远端距切缘至少1cm。直肠低位前切除术适用于腹膜反折线以上的直肠癌，对于直肠上1/3的肿瘤可行肿瘤特异性直肠系膜切除，对于直肠下2/3的肿瘤应行全直肠系膜切除（total mesorectal excision，TME）。低位直肠癌术后吻合口漏的发生率较高，推荐低位吻合、超低位吻合后行临时性回肠造口。

4）其他：直肠癌侵犯子宫时，可一并切除子宫，称为后盆腔脏器清扫术；直肠癌侵犯膀胱时，行直肠和膀胱（男性）或直肠、子宫和膀胱（女性）切除，称为全盆腔脏器清扫术。

3. 姑息性手术。

1）结肠癌并发急性梗阻的手术：应当在进行胃肠减压、纠正水电解质紊乱以及酸碱平衡失调等适当的准备后，早期施行手术。右侧结肠癌行右半结肠切除一期回肠结肠吻合术。如癌肿不能切除，可行回肠横结肠侧侧吻合。左侧结肠癌并发急性梗阻时，可置入支架缓解梗阻，限期行根治性手术。若开腹手术见粪便较多，可行术中灌洗后予以吻合。若肠管扩张、水肿明显，可行近端造口、远端封闭，将封闭的断端固定在造口周围并做好记录，以便在回纳造口时容易寻找。如肿物不能切除，可在梗阻部位的近侧行横结肠造口。术后行辅助治疗，待肿瘤缩小降期后，再评估能否行二期根治性切除。

2）局部癌肿尚能切除但已发生远处转移的手术：若体内存在孤立转移灶，可一期切除原发灶及转移灶；若转移灶为多发，仅切除癌肿所在的局部肠段，辅以局部或全身放疗和化疗。

3）无法切除的晚期结肠癌手术：可行梗阻近、远端肠管短路手术，或将梗阻近端的结肠拉出行造口术，以解除梗阻。晚期直肠癌患者若并发肠梗阻，则行乙状结肠双腔造口。

4）Hartmann 手术：对于全身一般情况很差，不能耐受 Miles 手术或急性肠梗阻不宜行 Dixon 手术的直肠癌患者，适宜行经腹直肠癌切除、近端造口、远端封闭手术。

六、手术并发症及护理

（一）低位前切除综合征

1. 原因：低位前切除综合征（low anterior resection syndrome，LARS）的潜在危险因素包括长疗程新辅助放疗、全直肠系膜切除术、吻合口漏、改道造口等。在这些潜在危险因素中，盆腔放疗无论何时给予（新辅助或辅助），始终与 LARS 相关。相比之下，新辅助化疗，无论是单用还是联合放疗、化疗，似乎都不会损害排便功能。低位直肠切除术后，特别是对于延迟闭合（>90 天）和回肠造口术，预防性造口的存在似乎对肠道功能有不良影响。在为每个患者选择造口类型时（回肠造口或结肠造口），应考虑这一点。

2. 临床表现：LARS 是直肠癌保肛手术后可能出现的一系列症状，发生率约为40％。LARS 对生活质量和日常生活造成了巨大影响。LARS 的症状通常是由结肠动力障碍、新直肠储便功能障碍和肛门括约肌功能障碍共同导致。LARS 的症状包括以下几项或全部：大便次数增多、排便急迫、伴或不伴大便失禁、排便不净感、遗粪（排便量少、次数多）和难以鉴别排气和排便。重度 LARS 的汇总发生率为44％。约50％的患者在术后10年以上仍有症状。患者症状的类型、严重程度和持续时间因基础病因不同而异。

3. 防治要点。

1）预防措施：由于所有接受保肛直肠切除术的患者都有发生 LARS 的风险，术后应努力预防 LARS。出院后，应嘱所有患者在家做 Kegel 运动。Kegel 运动又称为骨盆运动，重复缩放部分骨盆肌肉。此外，接受了保护性造口的低位前切除术患者发生 LARS 的风险可能增加。对一项随机试验参与者进行的为期12年的随访研究发现，与未行保护性造口的低位前切除术患者相比，行保护性造口的低位前切除术患者更容易出现排气失禁或稀便失禁，且总体 LARS 评分更差。因此，如果患者有保护性造口且预计在1~2个月内不会关闭，也应每天或每周行2~3次灌肠或经造口顺行结肠灌洗。

2）治疗措施：治疗方法的选择取决于症状的种类、严重程度和持续时间。LARS 可通过药物、经肛门灌洗（transanal irrigation，TAI）、盆底康复（pelvic floor rehabilitation，PFR）、神经刺激或手术来治疗。大多数 LARS 患者主要采用非手术治疗，包括 PFR、TAI 和微创操作，如骶神经刺激（sacral nerve stimulation，SNS）。若患者采用其他所有疗法后仍有难治性 LARS，则可能需要手术。手术方法包括肛门括约肌替代和粪便转流。多模式治疗的效果通常优于单一治疗。

4. 护理要点。

1）并发症预警：重点关注患者是否出现大便次数增多、排便急迫、伴或不伴大便失禁、排便不净感、遗粪（排便量少、次数多）和难以鉴别排气和排便等表现。若出现上述表现，应及时用 LARS 评分表评估分级后处理。

2）并发症护理。

（1）轻度 LARS（LARS 评分<30）患者的生存质量通常良好，且多数患者可接受针对一种或多种特定症状的药物治疗：①洛哌丁胺最常用于治疗 LARS 相关腹泻。若患者使用止泻剂后仍有腹泻，可使用胆汁酸螯合剂。②一些 LARS 患者的新直肠在餐后有过度的便急和（或）大便失禁反应，此类患者可使用 $5-HT_3$ 受体拮抗剂来控制症状，尤其是雷莫司琼。③若患者的主要症状为产气过多、肠胃胀气或腹胀，可采用利福昔明或新霉素等抗生素治疗。与肠道产气过多相关的症状可能由小肠细菌过度生长（small intestinal bacterial overgrowth，SIBO）引起。SIBO 又称小肠淤积综合征、小肠污染综合征或盲袢综合征，症状包括肠胃气胀和腹胀。新霉素和利福昔明等抗生素有助于减少或消除 SIBO。④对于主要症状为污便或轻度被动大便失禁的患者，可将肛门内注射膨胀剂作为多模式治疗的一部分，但该方法作为独立治疗的价值有限。

（2）多模式治疗：重度 LARS（LARS 评分≥30）患者通常需要接受多模式治疗，而不是针对各症状的药物治疗。LARS 的多模式治疗包括每周 3～4 次或每天 TAI 联合 PFR（包括生物反馈、盆底肌训练、球囊训练和电刺激）。重度 LARS 患者应接受此类治疗 6 个月至 1 年，然后再用 LARS 评分重新评估。重复评估显示不再有重度 LARS 的患者，可采用药物治疗持续存在的症状。经过 1 年多模式治疗后仍有重度 LARS 的患者应接受神经刺激治疗，如 SNS。神经刺激治疗无效、仍有重度 LARS 且生存质量严重受损的患者应在下一年（开始多模式治疗总共 2 年后）行转流造口。

这里重点介绍以下几种方式：①TAI 是一种简单、安全、有效且费用低的治疗方式，适用于主要症状为大便失禁或便频的 LARS 患者。对于 LARS 患者，通常经肛门逆行 TAI。患者由造口护士培训，每周 3～4 次或每天使用市售系统（如 Peristeen 肛门灌洗系统）实施 TAI。每次治疗时将 500～1500mL 水注入结肠。②出现大便失禁或便频的 LARS 患者可获益于 PFR。在重度 LARS 患者中，PFR 通常与 TAI 联用。③经过 1 年多模式治疗后仍有重度 LARS 的患者应考虑神经刺激，如 SNS。SNS 将电极置入骶孔，对骶神经进行低强度的电刺激。若患者对为期 2 周的临时电极试验有反应，则置入永久电极，将与之相连的发生器埋置于皮下。经过 12～32 个月的随访，大多数患者取得了良好的功能结局，大便失禁发作、延迟排便能力、频繁少量排便或便急以及生存质量都有改善。测压结果各不相同，且不一定与功能结局相关。

（二）造口及造口周围皮肤常见并发症

造口并发症发生率为 14%～79%，近半数造口最终会因贮袋和造口周围皮肤问题而成为"有问题"的造口。并发症因造口类型不同而异。端式结肠造口和端式回肠造口的并发症发生率较低。袢式回肠造口的并发症发生率最高。端式和袢式回肠造口最常见的问题是脱水和皮肤刺激（与排出量大、排出物碱性酶含量高有关），以及小肠梗阻。尽管所有类型的造口均可发生脱垂，但袢式结肠造口的发生率更高，特别是横结肠造口。造口旁疝和造口回缩是端式和袢式回肠造口以及结肠造口最常见的并发症。造口及造口周围并发症可能发生在术后早期或多年后。以下介绍常见的造口相关并发症。

1. 造口出血。

1) 原因：造口本身严重出血（相对于消化道出血）不常见，通常是由于装置不合适导致造口撕裂，或者门静脉高压患者存在造口周围静脉曲张。造口轻微出血也可发生于术后早期，与造口的构建有关，多由肠造口黏膜与皮肤连接处的毛细血管及小静脉出血或肠系膜小动脉未结扎或结扎线脱落导致，或出现于后期，与造口清洁过度用力有关。

2) 预防：术前应评估患者的凝血功能，合理调整药物治疗，并加强患者的造口护理教育。手术过程中要注意精细操作，避免损伤血管，并采取适当的止血措施。术后应定期观察造口情况，及时识别出血迹象，必要时采用止血药物和补充血容量等措施。合理使用合适的造口袋和护肤产品，保护造口周围皮肤，避免机械性损伤。通过这些综合措施，可以有效降低术后造口出血的发生风险。

3) 护理：出血少时，可用棉球和纱布稍加压迫；出血较多时，可用 0.1% 肾上腺素溶液浸湿的纱布压迫或用云南白药粉外敷；大量出血时，可以局部烧灼（如手持式烧灼器、硝酸银），若能轻松地识别出血血管，则将其缝合。

2. 造口缺血/坏死。

1) 原因：造口缺血/坏死最常发生在术后早期，发生率高达 14%，由静脉淤血或动脉供血不足（如筋膜开口较紧、肠系膜过度剥离）引起。独立危险因素包括急诊手术、肥胖和炎症性肠病，尤其是克罗恩病。

2) 预防：使肠道充分运动、保留造口血供以及钻孔足够大是避免这一并发症的重要措施。

3) 护理：术后密切观察肠造口的颜色并解除一切可能对肠造口产生压迫的因素。遵医嘱去除肠造口周围碘伏纱布，或将缺血区域缝线拆除 1～2 针，观察血运恢复情况。若造口局部缺血/坏死范围<2/3，可在缺血/坏死黏膜上涂洒造口保护粉；若造口缺血/坏死范围≥2/3 或完全坏死，应及时报告医生处理。

3. 造口狭窄。

1) 原因：造口狭窄的发生率为 2%～15%，更常见于端式结肠造口。造口周围瘢痕挛缩，可引起造口狭窄。造口狭窄可能由造口周围脓毒症、造口回缩、贮袋系统贴合不良或手术技术欠佳引起。

2) 预防：轻度狭窄或许只能通过造口指检发现，其症状较少，通常可以通过膳食调整治疗（如避免摄入不溶性纤维）。日常轻柔地扩张造口也可能有用，但缺乏证据支持。

3）护理：观察患者是否出现腹痛、腹胀、恶心、呕吐、停止排气排便等肠梗阻症状并进行造口探查。若患者示指难以伸入造口，指导患者减少不溶性纤维摄入、增加液体摄入，可使用粪便软化剂或暂时性扩肛。小指无法伸入造口时，应报告医生，可以紧贴筋膜层近端轻柔地插入一根软头 36F 尿管，不要将球囊充气。若造口插管时遇到明显的阻力，则应放弃操作。操作时必须十分小心，以避免穿孔。临床显著狭窄通常会引起绞痛，随后爆发式排出引流物，通常需要手术修正。

4. 造口脱垂。

1）原因：造口脱垂即造口后 6 周内造口低于皮肤表面 0.5cm 或更多，通常是由肠段保留过长或固定欠牢固、腹壁肌层开口过大、术后腹内压增高等因素引起。最常见的危险因素是肥胖（腹壁厚、肠系膜缩短）和造口初始高度<10mm。

2）预防：造口高度适当及最大限度地减小张力是预防这一并发症的重要措施。

3）护理：若造口出现回缩但仍处于筋膜以上，处理方法包括局部伤口处理、使用凸面贮袋系统和使用束带或绷带。如果这些措施都不能保证贮袋的密封性，则可能需要手术修正。但手术修正仅适用于预期可改善结局时，不适用于诱发因素仍未解决时。约 1%的患者会因术后体重增加而出现造口回缩。对于超重患者，在手术修正前应鼓励并协助其减肥。若造口回缩至筋膜以下，需立即进行手术修正以预防造口排出物导致腹腔内污染。若非手术方法处理回缩造口失败，则有必要进行手术修正或重新选择造口位置。重新选择在上腹壁造口可能有帮助，该处腹壁通常较薄。

5. 造口旁疝。

1）原因：国内造口旁疝（parastomal hernia，PSH）的发生率为 20%～40%，发病情况取决于造口类型，主要由造口位于腹直肌外或腹部肌肉力量薄弱及持续腹内压增高等导致。危险因素包括患者因素和技术因素。患者因素包括年龄较大、伤口感染、腹内压长期或反复增加、慢性阻塞性肺疾病、肥胖、腹壁强度弱、造口术后体重增加、营养不良、使用糖皮质激素、免疫抑制、恶性肿瘤和炎症性肠病等。技术因素包括紧急造口、造口手术的技术（开放式、腹腔镜）。

2）预防：应指导患者避免增加腹内压，如避免提举重物、治疗慢性咳嗽和排尿困难、预防便秘，可使用造口腹带或无孔腹带包扎，定时松解后排放排泄物。

3）护理：大多数 PSH 患者的症状不严重，无需修补术。对于无症状或仅有轻微症状的患者，建议保守治疗，采取措施改善患者的舒适度和造口功能。可使用造口支撑带，作用是稳定造口部位，以最大限度地减小皮肤膨隆。其主要目的不是还纳疝，而是辅助造口装置固定在稳定的位置并减小剪切力（可导致造口装置发生渗漏）。若伤口/造口专科护士为患者提供了大小适当的造口支撑带，则极少会发生并发症。如果有 PSH 急性并发症或影响生存质量的慢性症状，则需进行手术修补。

6. 造口周围皮肤损伤。

1）原因：反复去除胶粘产品或过于激进的清洁方法可导致机械性创伤。皮炎的发生与流出物的性质有关，造口周围皮肤刺激更常见于回肠造口患者。造口周围皮肤刺激也可由机械性创伤、贮袋产品过敏反应或造口周围真菌感染引起，后者更常见于温热潮湿的气候或与抗生素治疗有关。造口旁溃疡即造口周围皮肤不连续伴邻近部位炎症，通常由术后感染性血肿或肠瘘导致。

2）预防：应教导患者使用塑化皮肤封闭剂以防止移除贮袋时损伤皮肤（可选择特定制造商的皮肤封闭剂），并小心、轻柔地清洁造口周围皮肤。回肠造口突出腹壁2～3cm可优化贮袋的贴合度，是减少流出物与皮肤接触、预防皮炎的最佳方法。

3）护理：根据造口周围皮肤损伤的部位、颜色、程度、范围、渗液情况等判断损伤的类型并予以处理。若为潮湿相关性皮肤损伤，可使用无刺激皮肤保护膜、造口保护粉或水胶体敷料，必要时使用防漏膏/条或防漏贴环等。若为过敏性接触性皮炎，应停止使用含过敏原的造口护理用品，遵医嘱局部用药。若为粘胶相关性皮肤损伤，宜选择无胶带封边的造口底盘。若为压力性损伤，应去除压力源并根据情况使用伤口敷料。

（三）切口感染

1. 原因：结直肠肿瘤术后切口感染是术后常见的并发症，通常由以下因素引起。①手术操作和术后护理不当，尤其是在创面清洁、无菌操作方面存在不足，可能导致细菌感染。②免疫力低下，如由于肿瘤、化疗或营养不良，导致术后感染风险增加。③造口位置不当或皮肤环境不佳，可能引起摩擦、过敏或接触粪便等分泌物，增加感染概率。④局部血供不良，影响伤口愈合，导致免疫细胞无法有效清除细菌。⑤术后并发症如腹腔感染或肠道泄漏，会进一步加剧局部感染。

2. 预防：①监测患者的生命体征，观察切口有无充血、水肿、剧烈疼痛等。②遵医嘱预防性应用抗生素。③有肠造口者，术后2～3天内取肠造口侧卧位，采用防水性伤口敷料保护腹壁切口，及时更换浸湿的敷料，避免从造口处流出的排泄物污染腹壁切口。

3. 护理：①有会阴部切口者，可于术后4～7天用1∶5 000高锰酸钾温水坐浴。2次/天。②合理安排换药顺序，先腹部切口后会阴部切口。③若发生感染，选用抗菌类敷料；若有组织坏死，及时进行清创处理。

七、治疗预后评估

结直肠肿瘤患者的术后预后受到多种因素的影响，包括疾病分期、手术方式、患者年龄、合并症以及术后辅助治疗等。结直肠肿瘤的分期是决定预后的关键因素。根据美国癌症联合委员会的TNM分期系统，疾病分期越早，预后越好。具体而言，Ⅰ期患者的5年生存率在90%以上，而Ⅲ期患者则降至50%～60%。另外，早期发现和治疗对结直肠肿瘤的预后至关重要。通过防治结合，我国结直肠肿瘤患者的5年生存率已大幅提高。然而，较低的早期诊断率及早期治疗率限制了我国结直肠肿瘤患者预后的进一步改善。此外，术后定期随访对于监测复发和转移至关重要。目前指南推荐的随访策略：术后2年内每6个月复查1次，5年后每年复查1次。总之，通过综合考虑上述因素，制订个体化的治疗和随访方案，有助于改善患者的长期生存率和生活质量。

第四节　肛　瘘

一、概述

肛瘘（anal fistula）是指肛管或直肠与肛周皮肤之间的肉芽肿性管道，是由慢性感染以及引流管道的上皮化所致。肛瘘经久不愈或间歇性反复发作。据统计，30%～70%的肛周脓肿患者伴发肛瘘。

二、病因与发病机制

大多数肛瘘由直肠肛管周围脓肿发展而来。其他致病因素还包括肛隐窝腺感染、克罗恩病、产科损伤、放射性直肠炎、直肠异物、感染性疾病和恶性肿瘤等。肛瘘的基本结构包括内口、瘘管和外口。内口常位于肛窦，外口为脓肿破溃处或手术切开后形成的肛周皮肤开口，瘘管是连接内口与外口的管道，由脓腔周围增生的纤维组织包绕，近管腔处为炎性肉芽组织。由于致病菌持续通过内口进入瘘管，加之瘘管弯曲（少数存在分支），导致引流不畅。同时，外口的皮肤生长速度较快，常发生假性愈合并形成脓肿。脓肿可从原外口破溃，也可从其他部位穿出，形成新的外口。如此反复发作，最终可能发展为复杂性肛瘘，即具有多个瘘管和外口的肛瘘。复杂性肛瘘是肛肠外科难治性疾病之一。

三、病理分类

1. 根据瘘口与瘘管的数目：肛瘘分为单纯性肛瘘（只存在单一瘘管）和复杂性肛瘘（存在多个瘘口和瘘管，甚至有分支）。
2. 根据瘘管所在的位置：肛瘘分为低位肛瘘（瘘管位于外括约肌深部以下）和高位肛瘘（瘘管位于外括约肌深部以上）。
3. 根据瘘管与括约肌的关系（Parks 分类）：肛瘘分为肛管括约肌间型、经肛管括约肌型、肛管括约肌上型和肛管括约肌外型。

四、临床表现

（一）症状

患者常有肛周脓肿的病史，肛门周围可见一个或多个外口。主要症状为肛瘘外口持续或间断流出少量脓性、血性或黏液性分泌物。对于较大的高位肛瘘，外口还可排出粪便及气体。由于分泌物的刺激，肛门周围的皮肤可能潮湿、瘙痒，甚至引发湿疹。当外口愈合，瘘管中有脓肿形成时，患者可感到明显疼痛，同时可伴有发热、寒战、乏力等全身感染症状。当外口因假性愈合而暂时封闭时，脓液积存，再次形成脓肿，可出现直肠肛管周围脓肿症状。脓肿破溃或切开引流后脓液排出，症状缓解。上述症状反复发作是肛瘘的特点。

（二）体征

在肛周皮肤可见单个或多个外口，外观呈红色乳头状隆起，挤压可排出少量脓性或脓血性分泌物。通过直肠指检可在内口触及轻度压痛，若瘘管位置表浅，可触及硬结样内口及条索样瘘管。

五、外科治疗

（一）特色治疗

堵塞法是肛瘘的特色治疗方法，一般瘘管用 0.5％甲硝唑溶液、生理盐水冲洗后，自外口注入生物蛋白胶。该方法适用于单纯性肛瘘，但治愈率较低。

（二）手术指征

肛瘘的手术指征包括症状显著影响生活质量（如反复感染、持续有分泌物和疼痛）、复杂或高位肛瘘（如马蹄型瘘管、多发性瘘管）、保守治疗失败的简单肛瘘，以及存在并发症（如肛门功能障碍或恶变风险）。特殊情况下，如克罗恩病相关肛瘘或肛瘘伴其他疾病（如肛管癌），需综合评估后进行手术。术前应详尽评估瘘管的解剖特征，保护肛门功能并制订适宜方案。

（三）常见术式

1. 瘘管切开术：将瘘管全部切开，暴露管腔，靠肉芽组织生长使切口二期愈合的方法，适用于低位肛瘘。因瘘管在外括约肌深部以下，切开后只损伤外括约肌皮下部和浅部，术后一般不会出现严重肛门失禁。

2. 肛瘘切除术：切开瘘管并将瘘管壁全部切除至健康组织，创面敞开，使其逐渐愈合，适用于低位单纯性肛瘘或高位肛瘘结构中瘘管成熟的较低部分或括约肌外侧部分。

3. 直肠推进瓣修补术：一种保护括约肌的技术，经过发展，该技术日趋成熟，在2016 年版美国结直肠外科医师学会《肛周脓肿、肛瘘和直肠阴道瘘治疗指南》中该术式证据等级得到提高（推荐等级为 1B，2011 年版指南为 1C）。具体操作：搔刮瘘管，游离一段正常的近端黏膜瓣（包括肛管直肠黏膜、黏膜下层和肌层）来覆盖缝合的瘘管内口。研究显示，该术式治疗肛瘘的治愈率在 66％～87％。复发的患者行此手术仍可能治愈。术后轻中度肛门失禁发生率为 35％。术式操作相对比较复杂，需要有一定经验的医生开展。

4. 复杂性肛瘘的手术：要充分、慎重地评估术后的肛门功能及复发的概率。若难以达到预期效果，瘘管挂线引流，带瘘生活也是一种安全的选择。复杂性肛瘘的手术复杂，难度大，复发率高，易损伤肛门功能。

六、手术并发症及护理

（一）疼痛

1. 原因：

1）皮肤切口设计过小，导致术后拖拉丝线时摩擦创缘。

2）术后未每天拖转丝线，肉芽组织逐步填充管腔，导致后期拖转时疼痛。

3）过晚撤除拖线，导致引流不畅，继发感染而引起疼痛。

4）拖线结环过小，未呈松弛状。

2. 临床表现：疼痛通常会出现在术后早期，且随着拖线或引流的处理有所变化。

3. 防治要点。

1）预防措施：在手术过程中使用长效局部麻醉药（如布比卡因）或术后镇痛泵，能显著减轻术后早期疼痛。减少对周围组织的损伤，避免过多切割或牵拉，可减轻术后炎症反应和疼痛。术后每次换药时进行丝线拖转。

2）治疗措施：肛瘘术后疼痛治疗需要综合药物使用、伤口护理、排便管理和心理干预，个体化调整可帮助患者更快恢复，提高生活质量。

4. 护理要点：

1）并发症预警。

（1）定期的术后随访对监控愈合过程至关重要。通过定期复诊，能够及时发现并处理并发症（如感染或持续性疼痛），从而避免不必要的疼痛和并发症。术后确保创口保持清洁是防止感染并减轻疼痛的关键。患者通常被建议使用温和的肥皂和水清洁伤口，并涂抹抗生素药膏。此外，医生还可能为患者开具抗生素药物，以减少感染风险。

（2）患者在术后应避免重物搬运和过度体力活动，因为这些活动可能会对术区造成压力，从而加重疼痛。避免过度劳累有助于减轻疼痛并促进愈合。

2）并发症护理。

（1）在肛瘘手术后，疼痛管理通常依赖于处方药物。根据疼痛的严重程度，医生可能会开具 NSAIDs 或阿片类药物，患者需要遵医嘱使用这些药物。

（2）近年来，纤维蛋白胶的使用已被证明能有效减轻手术侵入性，并可能减轻术后疼痛。该方法通过更有效地封闭肛瘘通道，促进更快速地愈合，从而减轻患者的术后不适。

（二）引流不畅

1. 原因：

1）切口设计不当，无法有效引流。

2）术后换药时未定期拖转丝线，无法保证引流通畅。

2. 临床表现：患者可能表现出创口愈合缓慢或局部未完全愈合，持续渗液（脓性或血性分泌物），创面肿胀、红肿和发热等感染迹象。创面看似愈合但存在假性愈合，底部未完全愈合或存在空腔，患者可能感觉局部异物感或不适，并伴随持续疼痛。创面分泌物有异味时，提示感染或愈合不良。

3. 防治要点。

1）预防措施：手术时合理设计引流切口，确保术后及时处理。例如，手术中应确保瘘管切开充分，避免切口过小或瘘管残留，保证引流通畅。根据瘘管位置和病情设计合理的引流口，防止因术后肿胀导致引流不畅。手术中减少对周围健康组织的损伤，避免术后水肿或血肿压迫引流口。

2）治疗措施：检查引流口是否因组织水肿、血块或分泌物堵塞。如发现堵塞，可用生理盐水冲洗引流口。如果引流条或引流管移位或堵塞，应及时重新调整或更换，引流条可适当放松以减少局部压迫。

4. 护理要点。

1）并发症预警：每天观察创面有无分泌物积聚（如脓液、血性分泌物或渗液增多）并伴有异味，创面是否出现红肿与发热等感染迹象，创面底部是否存在空腔或硬结（提示残留感染灶）。若出现上述感染迹象，及时将分泌物送检并进行细菌培养，有针对性地使用抗生素。

2）并发症护理。

（1）引流装置护理：①定期检查引流条或引流管的位置是否正确，有无脱落、移位或堵塞，如发现堵塞，可用生理盐水冲洗；②妥善固定引流条或引流管，避免因活动或摩擦引起移位；③在需要时使用抗生素可预防感染和进一步引流不畅。

（2）清洗：术后辅助每天清洗（如温水坐浴或生理盐水冲洗）可以有效减少术后引流不畅引起的并发症，如感染和脓腔形成。

（3）保持大便通畅：饮食中增加膳食纤维（如蔬菜、水果和全谷物），使用软便剂（如乳果糖、聚乙二醇）预防便秘，减少排便时对引流口的压迫。避免食用辛辣、油腻和过冷过热的食物，以防加重炎症反应。

（三）延迟愈合/假性愈合

1. 原因：

1）拖线未及时撤除，易造成异物刺激管壁，管腔局部再次上皮化形成，导致延迟愈合，影响管腔的及时愈合。

2）拖线过早全部撤除，创缘闭合，底部存在空腔。

2. 临床表现：持续的局部症状和感染相关表现。常见症状有持续性分泌物（脓性、血性或混合性）、创口表面看似愈合但下方存在脓腔或瘘管未闭合，以及局部肿胀或硬结。患者可能出现伤口红肿、疼痛、反复发热和引流液异常（如引流量减少或性状改变）。此外，全身表现如乏力、食欲下降或贫血也可能伴随出现。影像学检查（如 MRI 或超声）可发现伤口下方的脓腔、残余瘘管或瘢痕增生，这对于诊断和指导治疗至关重要。

3. 防治要点。

1）预防措施：规范拖线撤除时间，避免过早或过晚撤除。加强创口清洁和使用抗生素（医生指导下），预防感染。观察伤口愈合情况，及时调整治疗方案，防止二次创伤。

2）治疗措施：肛瘘术后延迟愈合或假性愈合的治疗需采取病因评估、局部处理、手术干预和全身支持治疗的综合措施。早期识别和积极干预对于预防并发症和促进愈合至关重要。例如，使用抗菌溶液（如碘伏、生理盐水）清洗创口，保持局部清洁，促进愈合；针对脓腔或感染区域，放置新的引流装置，确保引流通畅；调整拖线撤除策略，采用适当的引流和愈合促进措施；对未完全愈合的创面进行彻底清创，去除坏死组织和瘢痕增生，清除脓腔；若假性愈合由残余瘘管或结构异常引起，可通过二次瘘管切除或瘘管切开术进行修复。

4. 护理要点。

1）并发症预警：评估患者的整体健康、免疫功能、营养状况，以及糖尿病等疾病，及时处理健康问题以促进愈合。术前保持局部清洁，适当修剪毛发、消毒等，减少感染风险。密切观察创口情况，及时清洁创口并更换敷料，注意是否有感染迹象（如红肿、渗液）。使用透气性好的敷料，保持创面干燥，以避免伤口潮湿环境导致愈合延迟。及时拖线，保持创口引流，避免积液导致愈合延迟。确保拖线撤除时机适当。

2）并发症护理：合理调整拖线撤除时间，避免拖线撤除过早或过晚，根据伤口情况和分泌物量逐步调整拖线撤除时机。对假性愈合的患者使用促进愈合的药物，如肉芽组织生长促进剂或抗生素。使用蛋白质、维生素C、锌等促进组织修复的营养支持物质（需要贯穿整个围术期）。

七、治疗预后评价

肛瘘手术失败（持续或复发性肛瘘）的发生率为20.6%。复杂型肛瘘是复发的显著预测因素。治疗后患者可能经历慢性术后疼痛或排便功能恶化，但这并不普遍发生。总体来看，肛瘘手术的预后通常良好，但复杂型肛瘘可能导致复发，且术后疼痛和排便功能改变仍然可能发生。基于MRI的新研发的临床评分系统可用于评估肛瘘术后的愈合情况，该系统的阳性预测值为98.2%，并具有较高的灵敏度和特异度，有助于术后愈合评估和复发的预测。

参考文献

[1] 陈孝平，张英泽，兰平. 外科学［M］. 10版. 北京：人民卫生出版社，2024.

[2] 李乐之，路潜. 外科护理学［M］. 7版. 北京：人民卫生出版社，2021.

[3] 郭爱敏，周兰姝，王艳玲. 成人护理学（上册）［M］. 4版. 北京：人民卫生出版社，2023.

[4] 苗毅. 普通外科手术并发症预防与处理［M］. 4版. 北京：科学出版社，2016.

[5] DAWKA S, YAGNIK V D, KAUR B, et al. Garg scoring system to predict long-term healing in cryptoglandular anal fistulas: a prospective validation study［J］. Ann Coloproctol, 2024, 40 (5): 490-497.

第十章　血管疾病手术及并发症的护理

血管疾病是临床常见病，发病机制复杂。常见的血管疾病包括动脉硬化性闭塞症、血栓闭塞性脉管炎与原发性下肢浅静脉曲张等。患者在发病过程中常出现肢体血液循环障碍、疼痛、感染、行走困难及全身发热等症状。若病情严重，可能引发肺栓塞，危及生命。

第一节　动脉硬化性闭塞症

一、概述

动脉硬化性闭塞症（anrteriosclerosis obliterans）主要发生于大、中型动脉。其病理特点包括动脉内膜增厚、钙化以及血栓形成，最终可导致下肢慢性缺血。该病通常见于 45 岁以上的男性，且随着年龄增长，其发病率呈上升趋势。

二、病因及发病机制

（一）高脂血症

低密度脂蛋白和甘油三酯增高是动脉硬化的主要诱因，促使动脉壁内脂质沉积，形成动脉粥样硬化斑块。

（二）高血压

长期高血压引起的血管壁压力过大，导致动脉顺应性减弱，增加动脉内膜的损伤风险，促进动脉硬化的发生。

（三）高血糖

长期高血糖对动脉壁产生损伤，导致动脉壁退化，促进动脉硬化的发生。

（四）其他

其他导致动脉硬化性闭塞症的因素包括吸烟、家族史、高龄、肥胖、缺乏锻炼和血流动力学因素等。

三、病理表现

病理表现为动脉内膜出现粥样硬化斑块，中膜可发生变性或钙化，伴或不伴继发性血栓形成，最终导致血管腔狭窄，严重时可引起完全闭塞。血栓或斑块的脱落可能导致远端动脉栓塞。

四、临床表现

（一）症状

动脉硬化性闭塞症按照 Fontaine 法的分期如下。

1. Ⅰ期（无症状阶段）：无明显的临床症状或体征，尽管可能存在动脉狭窄或闭塞，但并未表现出下肢缺血的临床症状，足背、胫后动脉搏动减弱。

2. Ⅱ期（间歇性跛行期）：随着动脉狭窄的加重，患者开始出现典型的间歇性跛行，通常在走路或活动一定距离后，患肢足部或小腿肌痉挛、疼痛及疲乏无力，休息后症状可缓解。此阶段常常影响患者的生活质量，但症状通常与活动量相关。

3. Ⅲ期（静息痛期）：患肢常因组织缺血出现持续剧烈疼痛，尤其是在夜间，疼痛迫使患者屈膝护足而坐，即使处于休息状态疼痛依然存在（称为静息痛）。常伴有营养性改变，表现为皮肤菲薄呈蜡纸样，患足下地时潮红、上抬时苍白，小腿肌肉萎缩等。静息痛是患肢病情进一步加重的标志，也是坏疽的前兆。

4. Ⅳ期（溃疡和坏死期）：出现严重的下肢缺血，脚趾颜色开始变成暗红色，可能出现足部或脚趾溃疡、坏疽或组织坏死。当干性坏疽变成湿性坏疽时，就会继发全身毒血症状。

（二）体征

1. 脉搏减弱或消失：由于动脉狭窄或闭塞，受影响部位的脉搏可能减弱或完全消失，特别是在踝部、足部或膝部脉搏检查时较为明显。

2. 动脉听诊杂音：在血管狭窄或闭塞部位，听诊器可闻及血管杂音。

五、外科治疗

（一）手术指征

当患者出现静息痛、间歇性跛行影响其生活质量、足部溃疡或坏疽、动脉完全闭塞且无法通过介入治疗恢复血流、通过介入治疗无法取得显著效果、短期内可能发生急性动脉栓塞等情况时，需要进行手术干预。

（二）常见术式

1. 经皮腔内血管成形术（percutaneous transluminal angioplasty，PTA）：一种通

过导管技术治疗动脉狭窄或闭塞的微创手术，可经皮穿刺导入球囊导管至动脉狭窄段，以适当压力扩大病变管腔，恢复血流通畅。

2. 内膜剥脱术：剥除病变段动脉增厚的内膜、粥样斑块及继发血栓，适用于短段股总动脉病变，目的是绕过病变部位，恢复血液供应。

3. 旁路转流术：采用自体静脉或人工血管，通过建立一条绕过病变区域的血液通路恢复血流，改善患者的下肢供血，缓解缺血症状。

六、手术并发症及护理

（一）假性动脉瘤

1. 原因：由术中操作损伤血管、血肿积聚或血管修复不完全引起。

2. 临床表现：常在手术区域附近出现一个可触摸的肿块，某些情况下可能会发生类似于动脉的脉搏，患者常感疼痛，尤其是在压迫肿块或活动时，疼痛加剧。若肿块压迫周围的血管或神经，可能导致肢体的血供受到影响，表现为肢体麻木、冷感、苍白或缺血。

3. 防治要点。

1）预防措施：术中应小心操作，避免血管损伤，确保有效止血，并进行适当的血管修复。

2）治疗措施：对于症状较轻或假性动脉瘤较小的患者，可以采用保守治疗（包括定期检查、限制活动等），若有明显的血肿或出血，需进行穿刺引流，对于较大或症状显著的假性动脉瘤，尤其是出血不止或造成周围组织压迫的情况，需通过外科手术修复血管。

4. 护理要点。

1）并发症预警：观察患肢远端皮温、皮肤颜色和血管搏动情况，若术后肢体出现剧烈疼痛、麻木、皮肤发紫、皮温降低，应立即报告医生。

2）并发症护理：

（1）疼痛护理：运用疼痛评估工具对患者的疼痛部位、程度、性质等进行评估和记录，对疼痛剧烈的患者遵医嘱予以镇痛药物，并及时复评。

（2）生活护理：避免增加血管壁的压力，导致血肿扩展。指导患者休息时取头高脚低位，避免久站、久坐或双膝交叉，影响血液循环，指导患者戒烟，消除烟碱对血管的收缩作用；术后避免剧烈活动，尤其是避免举重、长时间站立或剧烈运动。

（3）患肢护理：注意足部保暖，但要避免烫伤，避免因寒冷刺激引起血管收缩，加重局部缺血缺氧。同时保持足部清洁、干燥，勤剪指甲，避免抓伤皮肤。

（4）预防感染：观察假性动脉瘤周围区域的红肿、发热、局部压痛等感染迹象，保持伤口清洁、干燥，防止感染。若有感染迹象，应遵医嘱使用抗生素进行治疗。

（5）功能锻炼：传统术后患者 7~10 天床上活动，10 天后进行床边活动，3 周内避免剧烈运动；介入术后鼓励患者早期锻炼，术后 24 小时可以适当在床旁进行有氧运动，加快患肢部位的循环。

（二）远端血管栓塞

1. 原因：手术过程中，血流不畅或血管损伤可能导致血栓形成，血栓可能脱落并随血流传播至远端血管。

2. 临床表现：出现肢体苍白、冰冷、疼痛、麻木等症状；脉搏减弱或消失；严重时，栓塞可能导致组织坏死或溃疡。

3. 防治要点。

1）预防措施：术前评估患者的血栓风险，合理使用抗凝药物，同时控制血脂、血糖。术中精细操作，监测血流情况，避免损伤血管，降低血栓形成的风险。

2）治疗措施：对于怀疑远端血管栓塞的患者，使用超声、CT 或数字减影血管造影（digital subtraction angiography，DSA）等确认栓塞的部位和范围。遵医嘱使用抗凝、溶栓药物治疗。若血栓较大或发生在主要动脉，需进行介入治疗（如经皮血管成形术），严重情况下需要进行外科手术修复（如血管移植或人工血管修复）。

4. 护理要点：参见本节手术并发症及护理中"假性动脉瘤"的相关内容。

（三）移植血管闭塞

1. 原因：使用了移植血管（如自体静脉或人工血管）术后血栓形成、移植血管再狭窄等可导致早期闭塞。

2. 临床表现：下肢缺血症状加重，如疼痛、麻木、苍白、冰冷等；脉搏减弱或消失，尤其是在移植血管部位。

3. 防治要点。

1）预防措施：确保选择质量良好的移植血管，避免使用损伤或功能不良的血管。术中操作时应避免过度拉伸或操作不当，避免血管损伤或过度扩张，确保血管吻合处稳定。

2）治疗措施：对于高风险患者，使用抗凝药物（如肝素、华法林）、溶栓药物（如尿激酶）来恢复血流。对保守治疗无效的患者可利用经皮血管成形术或再次血管重建手术恢复血流。

4. 护理要点：参见本节手术并发症及护理中"假性动脉瘤"的相关内容。

（四）动脉夹层

1. 原因：

1）术中血管内膜损伤可能导致血液进入血管壁层，形成夹层。

2）使用球囊扩张或支架植入时，血管内膜过度扩张导致夹层形成。

2. 临床表现：手术部位突发剧烈疼痛，血压波动或低血压，脉搏差异（左右肢体脉搏不对称）。

3. 防治要点。

1）预防措施：识别动脉夹层的早期症状，包括突发的剧烈胸痛或腹痛、血压变化、脉搏差异（左右肢体脉搏不对称）、呼吸困难等。

2）治疗措施：对于早期动脉夹层或较轻的夹层患者，首先进行血压管理，使用降压药物控制血压，减少血管壁的压力，防止夹层加重。适当使用镇痛药物，缓解由夹层引起的剧烈疼痛，改善患者舒适度。对于部分夹层较重、无法通过保守治疗控制的患者，需进行介入治疗（如支架置入或血管成形术）。对于无法通过介入治疗控制的严重动脉夹层，需进行外科手术修复（如血管旁路手术）。

4. 护理要点。

1）并发症预警：血压过高是动脉夹层发展的危险因素之一。应使用降压药物来控制血压，确保其在安全范围内，防止血管进一步撕裂。尽量避免患者出现剧烈的血压波动，尤其是避免高血压引发夹层的进一步扩展。

2）并发症护理：动脉夹层通常伴随剧烈的胸痛或腹痛，尤其是突发的撕裂感。观察并记录患者疼痛的部位、性质及强度，遵医嘱使用镇痛药物，让患者感觉舒适。为患者提供积极的心理支持，鼓励患者与家属沟通，减轻患者的负性情绪。

七、治疗预后评价

动脉硬化性闭塞症手术预后总体良好，但术后管理是决定长期效果的关键。早期手术（Ⅱ～Ⅲ期）术后血管通畅率高。严重缺血（Ⅳ期）术后肢体保留率为 50%～70%，部分患者仍需截肢。糖尿病、高血压患者术后长期生存率降低，需加强管理。术后长期抗凝和随访监测可显著降低再狭窄率，改善长期预后。

第二节　血栓闭塞性脉管炎

一、概述

血栓闭塞性脉管炎（tromboangiitis obliterans）又称 Buerger 病，是一种非动脉粥样硬化性、节段性和周期性发作的慢性闭塞性疾病。病变多累及四肢中、小动静脉，以下肢多见，好发于男性青壮年。

二、病因及发病机制

血栓闭塞性脉管炎病因尚未明确。外在因素：与吸烟、寒冷潮湿的生活环境、慢性损伤及感染等相关。内在因素：与遗传、自身免疫功能紊乱、性激素、营养不均衡等有关。主动、被动吸烟是本病发生发展的重要因素。

三、病理改变

（一）急性期

动静脉内出现炎性栓子，常起自动脉，后累及静脉，由肢体远端向近端呈阶段性发展。

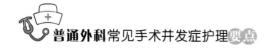

（二）活动期

中、小动静脉内血栓进行性机化，受累的动静脉管壁产生全层非化脓性炎症，伴有内皮细胞和成纤维细胞增生、淋巴细胞浸润、管腔狭窄和血栓形成。

（三）后期

此阶段不再有炎症，仅残留机化血栓和血管纤维化，闭塞血管远端的组织可出现缺血性改变，甚至坏死。

四、临床表现

（一）症状

本病起病隐匿，多次发作后症状逐渐明显并加重。主要症状：①发病前或发病过程中反复出现游走性浅静脉炎（如浅表静脉发红、发热、呈条索状）；②病肢怕冷，肢端皮肤色泽改变（苍白或发绀），皮肤温度降低；③病肢感觉异常及疼痛，早期源于血管壁炎症刺激末梢神经，可出现间歇性跛行，后因动脉阻塞造成缺血性疼痛，出现静息痛；④长期慢性缺血可导致营养障碍改变（如皮肤干燥、脱屑、脱毛及肌肉萎缩等）；⑤严重缺血者肢端可出现缺血性溃疡或坏疽。

（二）体征

病肢足背动脉或胫后动脉搏动减弱或消失。

五、外科治疗

（一）手术指征

常见的手术指征包括严重的肢体缺血、皮肤溃疡和坏死、间歇性跛行无法缓解、动脉血栓性堵塞无法恢复、内脏或脑供血不足的并发症等。

（二）常见术式

1. 腔内治疗：通过微创技术改善血流，包括经皮腔内血管成形术、药物涂层球囊血管成形术、支架植入术、血栓抽吸术等。

2. 腰交感神经切除术：通过破坏或切除支配下肢的交感神经，减少血管收缩，改善肢体的血液供应，适用于疾病早期患者，但远期疗效不理想。

3. 自体大隐静脉或人工血管旁路移植术：适用于严重的血管闭塞、肢体严重缺血、不适合进行其他手术的患者。通过建立一条新的血液通道绕过受阻的血管区域，恢复正常的血液流动。

4. 动、静脉转流术：可缓解静息痛，但并不降低截肢率。

5. 截肢术：当患者的肢体出现严重的坏死或溃疡无法治愈，且其他手术无法恢复血流时，截肢可能是终末期的治疗选择，以防止感染扩散并改善患者的生存质量。

六、手术并发症及护理

参见本章第一节"动脉硬化性闭塞症"的手术并发症及护理的相关内容。

七、治疗预后评价

血栓闭塞性脉管炎的手术治疗预后通常较为乐观，但是手术只能改善症状，无法完全治愈。术后严格戒烟、长期抗凝和康复训练是改善预后的关键。总体而言，手术治疗后，患者的血管通畅率和生活质量通常会显著提高，但仍需持续监控和管理。

第三节　原发性下肢浅静脉曲张

一、概述

原发性下肢浅静脉曲张（primary lower extremity varicose veins）是临床上常见的静脉疾病，多发生在大隐静脉、小隐静脉系统，好发于长期站立或坐位工作者、重体力劳动者、肥胖者。国外研究显示，大隐静脉曲张的患病率高达 25％。国内研究表明，原发性下肢浅静脉曲张在成年人中的患病率约为 10％，男女患病率接近，女性略高。

二、病因及发病机制

主要病因包括静脉壁薄弱、静脉瓣膜缺陷和浅静脉内压力升高。静脉壁薄弱和静脉瓣膜缺陷通常与遗传因素有关，而长期站立或坐位工作、重体力劳动、妊娠、慢性咳嗽、便秘等后天因素则可能导致静脉瓣膜承受过大压力，进而使其逐渐松弛，无法有效闭合。当循环血量超负荷时，静脉压力升高，进一步引发静脉扩张和瓣膜关闭不全。隐－股或隐－腘静脉连接处的瓣膜损伤，可能影响远端静脉及交通静脉的瓣膜功能。由于远离心脏的静脉需承受较高的静脉压，曲张现象在小腿部较为明显，且病情发展较快。

三、病理改变

当下肢静脉瓣膜发生病变，主干静脉和毛细血管内的压力升高时，皮肤的微循环受损，导致毛细血管扩张，通透性增加。纤维蛋白原、红细胞等物质渗入组织间隙，并在血管内形成微血栓。由于纤溶活性降低，渗出的纤维蛋白在毛细血管周围积聚并沉积，进而导致局部代谢障碍，表现为皮肤色素沉着、纤维化、皮下脂质硬化、皮肤萎缩和静脉溃疡。此外，纤维蛋白渗出还会导致再吸收障碍和淋巴回流障碍，表现为下肢水肿。

小腿下内侧区域承受压力较高，胸腔内负压的向心吸引作用和下肢肌肉收缩作用较弱，因此，静脉溃疡常见于该部位。

四、临床表现

（一）症状

患者常感下肢沉重，尤其是在长时间站立或走动后。静脉曲张部位可能伴有疼痛，常表现为钝痛或刺痛，疼痛通常会在站立或久坐后加剧，活动后常出现肿胀感，在静脉曲张周围区域可能感到皮肤干燥和瘙痒，甚至导致静脉溃疡的形成，通常出现在踝部，伴有疼痛和流脓。

（二）体征

下肢表面可见扩张和弯曲的静脉，通常呈蓝色或紫色，尤其在小腿和大腿部较为明显。通过触诊，可感受到一些局部硬结且常伴有压痛。静脉曲张可能会引起静脉炎，表现为局部发红、发热和疼痛。

五、外科治疗

（一）手术指征

对诊断明确且无禁忌证的患者均可施行手术治疗。禁忌证如下：①严重的心肺疾病；②下肢严重感染；③活动性静脉血栓或静脉炎；④有活动性出血或存在出血倾向。

（二）常见术式

1. 大隐静脉高位结扎加剥脱术：对于下肢浅静脉和穿通静脉瓣膜功能不全，且深静脉通畅的患者，可考虑手术治疗。目的是剥除曲张的浅静脉，消除引起下肢浅静脉高压的因素。

2. 大隐静脉高位结扎加电动刨切术：在大隐静脉高位结扎的基础上，采用微创手术器械，配合充盈麻醉，对曲张浅静脉行微创刨切。

3. 内镜下静脉切除术：通过内镜设备观察静脉，在下肢通过小切口进行静脉切除。这种方法用于处理复杂的静脉病变，尤其是深静脉曲张的治疗。

4. 微创静脉剥除术：通过微创技术直接去除曲张静脉，适用于中、小型静脉曲张。

六、手术并发症及护理

（一）血栓形成

1. 原因：术中血管内皮损伤、血流改变、血液凝固异常以及术后活动不当（如长期卧床）等。

2. 临床表现：局部疼痛、肢体苍白、肢体麻木、脉搏减弱或消失，严重者可导致肢体缺血，甚至肢体坏死。

3. 防治要点。

1）预防措施：术后鼓励患者早期下床活动，不能早期活动的患者可进行被动运动（如被动屈伸肢体）来促进血液循环。对于有血栓形成高风险的患者，如肥胖者、老年人、长期卧床者、既往有血栓史或静脉曲张者等，应加强血栓预防，如穿医用弹力袜，促进下肢的血液回流。

2）治疗措施：可使用肝素或低分子量肝素控制血栓进一步扩展。对于大面积的血栓，溶栓治疗可以帮助溶解血栓，恢复血管通畅。在溶栓和药物治疗无效的情况下，可通过手术清除血栓。

4. 护理要点。

1）并发症预警：密切观察患者的症状变化，特别是肢体的疼痛、肿胀、皮肤颜色、皮温等，若出现肢体肿胀、脉搏减弱或消失、剧烈疼痛，应立即报告医生。

2）并发症护理。

（1）体位与活动：术后适当抬高患肢，帮助改善静脉回流，减少肢体肿胀。术后鼓励患者早期下床活动，恢复肢体功能。不能下床活动的患者可以进行被动肢体运动，帮助促进肢体血液循环。

（2）穿弹力袜：患者穿医用弹力袜，帮助预防血液滞留，促进静脉回流。

（3）间歇性气压治疗：对高风险患者或术后无法活动的患者，使用间歇性气压治疗有助于促进下肢血液流动，预防深静脉血栓。

（4）用药护理：术后根据医嘱使用抗凝药物防止血栓形成。定期监测凝血功能，确保药物使用的安全性和有效性。

（二）出血和血肿

1. 原因：

1）缝合不牢固或术后高血压导致吻合口渗血或破裂。

2）术中止血不完全，术后再次出血。

3）术后过度抗凝治疗，导致凝血功能异常。

2. 临床表现：

1）伤口渗血或局部血肿形成。

2）血压下降，心率加快，出现休克征象。

3）局部肿胀、皮肤紧张，可能伴有皮下淤血。

3. 防治要点。

1）预防措施：术中严格止血，避免损伤周围重要血管。术中、术后监测血流动力学。术后早期需应用抗凝或抗血小板药物（如肝素、华法林、阿司匹林），严格控制剂量，避免过度抗凝引发出血。术后应用弹力绷带或弹性袜适度加压包扎术区，防止局部渗血。术后保持稳定血压，避免术后血压波动过大。

2）治疗措施：局部伤口渗血量少，可采用局部加压处理，必要时重新包扎或局部冷敷。如果术后出血较明显，应立即加压包扎、抗凝治疗、补充血容量。如出现持续性大出血、休克表现，应紧急补液和输血，维持血流动力学稳定。对于吻合口破裂或出血严重的患者，需要立即进行手术修复，包括血管缝合、动脉结扎或再次置入支架。对于难以手术的患者，可通过血管内栓塞术或支架植入控制出血。

4. 护理要点。

1）并发症预警。

（1）监测生命体征：密切监测血压、心率、呼吸和血氧饱和度，尤其是在术后 24 小时内。低血压、心率加快可能提示出血性休克。

（2）伤口及引流液观察：观察术区渗血情况，如敷料是否有明显血液渗出、颜色是否呈鲜红色；评估引流液的颜色、量和性状；注意是否有血肿形成、局部皮肤紧张感或搏动性包块。

2）并发症护理。

（1）止血：术后可使用弹力绷带或无菌敷料进行适度加压包扎，以减少术区渗血；若出血量增加，可加压包扎伤口，但避免过度压迫导致血流受阻。

（2）体位与活动：术后应抬高患肢，促进静脉回流，减少肿胀和出血风险；保持患肢温暖，避免寒冷引起血管收缩影响局部血流；鼓励早期适量活动（如踝泵运动），但避免剧烈运动，以防止再次出血或血栓形成。

（3）用药护理：遵医嘱使用抗凝药物，避免过度抗凝导致出血；必要时可使用止血药物（如氨甲环酸）辅助止血。

（4）补充血容量：根据血压、尿量和临床表现，适当补充液体，保持正常的血容量，防止休克发生；对于出血较多的患者，及时给予红细胞悬浮液、血浆或新鲜冰冻血浆等，维持血红蛋白水平和血容量。

（三）感染

1. 原因：免疫力低下、术后创口护理不当、营养不良、手术操作不当等。

2. 临床表现。

1）局部症状：伤口周围出现红肿、发热、疼痛加重，甚至触痛明显，伤口分泌物增加，表现为黄色或绿色脓性分泌物。

2）全身症状：术后感染常伴有不同程度的发热，体温波动较大时，患者可能出现寒战；此外，患者可能感到乏力、食欲缺乏、头晕、恶心等。

3. 防治要点。

1）预防措施：对于术前下肢有溃疡或淋巴管炎的患者，必须将感染控制后再进行手术。对于全身其他部位存在感染的患者，应该在感染控制后才进行手术。对于下肢深静脉重建术，提倡术中预防性应用抗生素。

2）治疗措施：根据感染的类型、感染部位及细菌培养结果选择合适的抗生素进行治疗，后期根据药敏试验结果调整药物。对于局部感染，必要时进行创口清理，去除坏死组织，清除脓液，促进愈合。及时处理术后血肿、血栓等并发症，防止感染加重。

4. 护理要点。

1）并发症预警：

（1）伤口观察：术后每天检查伤口是否有红、肿、热、痛等感染迹象；若出现脓性分泌物，应及时报告医生。

（2）全身症状观察：定期测量患者的体温，若出现持续发热应警惕，可能是感染的表现，需要及时调整治疗方案；定期监测患者生命体征，若出现异常，及时报告医生处理。

2）并发症护理：

（1）促进血液循环：术后尽早进行适当的肢体活动（如踝泵运动），促进血液回流，减少血栓形成的风险；帮助患者术后穿适合的弹力袜，减少肿胀和血栓形成的风险。

（2）营养支持：术后需要足够的蛋白质、维生素和矿物质支持，帮助组织修复和增强免疫系统功能。

（3）心理支持：对有焦虑、抑郁或心理压力的患者及时进行疏导，提供情感支持。

七、治疗预后评价

下肢静脉曲张手术治疗的短期预后较好，大部分患者术后1～2周内恢复，症状明显改善。通过合理的术后管理，可有效降低复发风险，提高患者生活质量。

参考文献

[1] 李龙. SVS/AVF/AVLS 下肢静脉曲张管理临床实践指南 2023 年版更新要点解读 [J]. 中国普通外科杂志，2023，32（12）：1842－1853.

[2] GORNIN H L, ARONOW H D, GOODNEY P P, et al. 2024 ACC/AHA/ AACVPR/APMA/ABC/SCAI/SVM/SVN/SVS/SIR/VESS Guideline for the Management of Lower Extremity Peripheral Artery Disease: A Report of the American College of Cardiology/American Heart Association Joint Committee on Clinical Practice Guidelines [J]. Circulation，2024，149（24）：e1313－e1410.